Petra Schönberner

Schwanger!

Petra Schönberner

Schwanger!

9 Monate
in 150 Fragen
und Antworten

Mit einem Vorwort von
Magdalene Weiß, Präsidentin
des Bundes Deutscher Hebammen

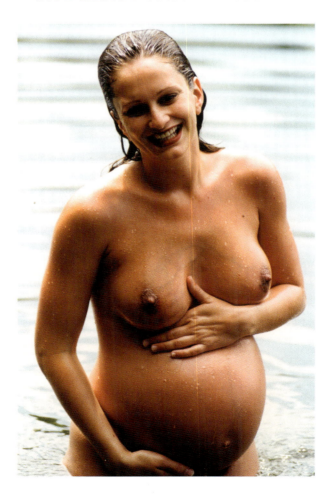

In der Buchreihe **Aus der Hebammen-Praxis**
bisher erschienen:
Lisa Fehrenbach: Die Geburt. ISBN 3-332-01129-4
Iris Goze-Hänel, Silke Keller: Schwangerschafts- und
Rückbildungsgymnastik. ISBN 3-332-01248-9
Bettina Salis: Stillen. ISBN 3-332-01191-X

Meiner Großmutter Berta Schönberner,
1912–1999

Die Autorin: Petra Schönberner ist freiberufliche
Hebamme in Berlin. Sie hat langjährige Erfahrungen
in der Geburtshilfe zu Hause, im Geburtshaus und in
Kliniken. In ihrer eigenen Praxis bietet sie Schwangerenvorsorge, Geburtshilfe zu Hause und in der Klinik
sowie Wochenbettbetreuung und Kurse an. Seit Jahren ist sie auf dem Gebiet der Schwangerenvorsorge
in der Aus- und Fortbildung von Hebammen tätig,
hält Vorträge und veröffentlicht Fachartikel.
petra.schoenberner@t-online.de

Bibliografische Information Der Deutschen Bibliothek
Die Deutsche Bibliothek verzeichnet diese Publikation
in der Deutschen Nationalbibliografie;
detaillierte bibliografische Daten sind im Internet über
http://dnb.ddb.de abrufbar.

www.verlagsgruppe-dornier.de
www.urania-verlag.de
© 2003 Urania Verlag Stuttgart
Der Urania Verlag ist ein Unternehmen
der Verlagsgruppe Dornier GmbH.

Die Verwertung der Texte und Bilder, auch auszugsweise,
ist ohne Zustimmung des Verlags urheberrechtswidrig
und strafbar. Dies gilt auch für Vervielfältigungen, Über-
setzungen, Mikroverfilmungen und für die Verarbeitung
mit elektronischen Systemen.
Die Ratschläge in diesem Buch sind von Autorin und
Verlag sorgfältig erwogen und geprüft, dennoch kann
eine Garantie nicht übernommen werden. Eine Haftung
des Herausgebers bzw. des Verlags und seiner Beauftrag-
ten für Personen-, Sach- und Vermögensschäden ist ausgeschlossen.
Die Schreibweise entspricht den Regeln der neuen
Rechtschreibung.

Umschlaggestaltung: Behrend & Buchholz, Hamburg
Titelfoto: ZEFA / A. Inden
Fotos: Ingeborg Bock-Schroeder, München (außer S. 46,
59, 115, 161 und 162)
Zeichnungen: Martin Schulze, Berlin
Gestaltung und Layout: Berliner Buchwerkstatt,
Britta Dieterle
Printed in Germany

ISBN 3-332-01300-9

Inhalt

Vorwort von Magdalene Weiß, Präsidentin des
Bundes Deutscher Hebammen 8

Warum ich dieses Buch geschrieben habe 9

Schwanger – was nun? 10
Wer ist hier eigentlich schwanger? 11
Der errechnete Termin und die liebe Familie! 11

Ihr Alltag in diesen 9 Monaten 12
Was verändert sich in der Schwangerschaft? 13
Wie verändert sich meine Brust,
und was bedeutet die Vormilch? 14
Schlaflos in der Schwangerschaft? 14
Was ist eigentlich der Beckenboden? 15
Kann ich Sport treiben und in die Sauna gehen? . .16
Wäre ein Zahnarztbesuch sinnvoll? 16
Wie vorsichtig muss ich mit Medikamenten
in der Schwangerschaft sein? 16
Kann ich mich jetzt noch impfen und
röntgen lassen? 17
Ernähre ich mich gut? .18
Körpergewicht – wie viel
Gewichtszunahme ist in Ordnung? 19
Mit Haut und Haaren schwanger? 22
Brauche ich besondere Kleidung
und Schuhe? 23
Gibt es beim Autofahren oder
Fliegen etwas zu beachten? 23
Sollte eine Urlaubsreise anders
geplant werden? 24
Sind Beziehungsprobleme vorprogrammiert? 25
Sexualität in der Schwangerschaft –
was ist in dieser Zeit anders? 25
Die zukünftigen Großeltern – eine Hilfe? 26
Können Geschwister auf die Geburt und
die Zeit danach vorbereitet werden? 27
Immer wieder lese ich, dass es besser ist, Haus-
tiere abzuschaffen. Stimmt das? 28

Hilfe steht bereit 29
Schwangerenvorsorge – wozu? 30
Woher weiß ich, welche Untersuchungen
für mich wirklich nötig sind? 30
Ist die Inanspruchnahme der
Schwangerenvorsorge gesetzlich
geregelt oder vorgeschrieben? 31

Welche Betreuungsmodelle gibt es,
und welches ist das beste für mich? 32
Was ist das Besondere am deutschen
Modell der Schwangerenvorsorge? 33
Was heißt Hebammenhilfe? 34
Muss ich die Hebammenhilfe selbst bezahlen? . . .36
Sind Hebammenvorsorgen sicher? 36
Was unterscheidet Hebammenvorsorge
von der Vorsorge bei einer Fachärztin? 37
Wo bekomme ich Adressen von Hebammen
oder Ärztinnen? 37
Wie finde ich die Hebamme oder Ärztin,
die zu mir passt? 38
Was besagt das Mutterschutzgesetz? 38
Wie funktioniert das mit dem
Erziehungsgeld? 39
Was ist zu beachten, wenn ich allein
erziehend bin? 40
Vaterschaftsanerkennung – wie und wozu? 40

**Typische Schwangerschaftsbeschwerden
und was Sie dagegen tun können** 41
Wieso gibt es überhaupt Beschwerden
bei einem natürlichen Vorgang wie einer
Schwangerschaft? 42
Ausfluss aus der Scheide 42
Bauchnabelempfindlichkeiten 43
Eisenmangel 43
Harnwegsbeschwerden 44
Hautjucken 44
Ischiasbeschwerden 45
Krampfadern und Hämorrhoiden 46
Kurzatmigkeit 47
Müdigkeit 48
Mutterbandschmerzen 48
Rückenschmerzen 48
Senkungsbeschwerden 49
Sodbrennen 49
Symphysenlockerung .50
Übelkeit 51
Vaginalpilz 52
Verdauungsbeschwerden 53
Vermehrtes Schwitzen 54
Wadenkrämpfe 54
Wassereinlagerungen (Ödeme) 54
Wehentätigkeit 55
Zahnfleischbluten 56

Wie entwickelt sich mein Kind? 57

Wie wächst es, und wie groß wird es wohl sein? ..58
Ab wann und wie spüre ich Kindsbewegungen? ..59
Wann kann das Ungeborene sehen,
hören oder schmecken? 60
Sind meine Ängste um das Kind
schwangerschaftstypisch? 61
Traurige Mutter – trauriges Kind? 61
Wie kann ich mit meinem ungeborenen
Kind kommunizieren? 62

Untersuchungen in der Schwangerschaft ...64

Was steht im Mutterpass? 65
Was bedeuten die Abkürzungen
im Mutterpass? 68
Was ist eine Anamnese? 70
Wie kann ich den voraussichtlichen
Geburtstermin errechnen? 70
Wie wird das Wachsen des Kindes beobachtet? ...72
Welche Untersuchungen sind wichtig? 73
Was muss ich beachten, wenn mein
Rhesusfaktor negativ ist? 74
Muss ich mich vaginal untersuchen lassen? 75
Sind Vaginalabstriche wichtig? 76
Folsäure, Eisen, Magnesium, Jod und
Vitamine – ist die Einnahme unerlässlich? 77
Was ist ein CTG, und wann sollte es
zum Einsatz kommen? 80
Ist Ultraschall schädlich? 82
Wie viele Ultraschalluntersuchungen
sind sinnvoll? 83
Sollte ich kurz vor der Geburt einen Ultraschall
machen lassen, um zu wissen, ob die Nabel-
schnur um den Hals meines Kindes liegt? 84

Pränataldiagnostik 85

Was ist Pränataldiagnostik? 86
Ist Ultraschall auch Pränataldiagnostik? 86
Welche Untersuchungen gibt es heute? 86
Wie sicher ist der Triple-Bluttest? 88
Muss ich überhaupt Pränataldiagnostik
machen lassen? 89
Welche Konsequenzen hat diese Diagnostik? 90
Wie entscheide ich mich, wenn
etwas festgestellt wird? 91
Wer hilft mir, wenn mein Kind krank
oder behindert sein wird? 91

Wenn die Schwangerschaft zu früh endet 93

Wann wird von einer Fehlgeburt gesprochen? 94
Kann ich eine Fehlgeburt verhindern? 95
Ab wann wäre mein Kind eine Frühgeburt? 95
Gibt es Anzeichen, die auf eine
Frühgeburt hinweisen? 96
Was kann ich tun, um eine
Frühgeburt zu verhindern? 97
Und wenn mein Kind vor oder
nach der Geburt stirbt? 100

Ängste und Konflike, die die Schwanger- schaft begleiten können 102

Die erste Geburt war so schrecklich –
wiederholt sich alles? 103
Wird wieder ein Dammschnitt gemacht,
wenn ich beim ersten Kind einen hatte? 103
Einmal Kaiserschnitt – immer Kaiserschnitt? ...103
Wunsch-Kaiserschnitt, eine sanfte
Variante der Geburt? 104
Angst zu gebären, weil ich sexuelle
Übergriffe hinter mir habe? 105
Ich bin über 35 und erwarte mein erstes Kind ...106

Wenn nicht alles nach Wunsch geht 107

Ich bin eine Risikoschwangere, oder? 108
Ich habe Blutungen – ist das gefährlich? 108
Ist niedriger Blutdruck besser als zu hoher? 109
Was ist eine Schwangerschaftsvergiftung
bzw. Präeklampsie oder HELLP-Syndrom? 111
Was mache ich, wenn das Kind in Steißlage,
also mit dem Po nach unten, liegt? 112
Normale Geburt oder Kaiserschnitt bei
einer Steißlage? 116
Kann ich auch Zwillinge normal auf die Welt
bringen? 118
Kann mein Kind zu groß sein und nicht
durch das Becken passen? 118
Was, wenn der Mutterkuchen (Plazenta)
direkt vor dem Muttermund liegt? 120
Ich hatte eine Operation am Muttermund
(Konisation). Kann ich trotzdem normal
gebären? 121
Was ist Gestationsdiabetes? 121
Woran erkenne ich vorzeitige Wehen? 122
Welche Infektionen sind in der Geburtshilfe
von Bedeutung? 124

So können Sie sich auf die Geburt vorbereiten ... 127

Ist Dammmassage sinnvoll?
Wie funktioniert sie? ... 128
Dammschnitt oder Dammriss –
was ist besser? ... 130
Welche körperlichen Vorbereitungen gibt es? ... 131
Welche naturheilkundlichen Vorbereitungen
können hilfreich sein? ... 132
Was bringt mir ein Geburtsvorbereitungskurs? ... 134
Welche Kurse bieten sich außerdem noch an? ... 135
Wie finde ich den richtigen Geburtsort
für mich? ... 135
Was empfiehlt die Weltgesundheitsorganisation
WHO zur Wahl des Geburtsorts? ... 136
Unterliegt die Wahl des Geburtsortes
auch den Modeerscheinungen? ... 137
Was spricht für eine Haus-, Praxis-,
Geburtshaus- oder Klinikgeburt? ... 137
Was ist eine Beleghebamme? ... 139
Wie komme ich zu meinem Geburtsort? ... 140
Wie sehen die Vorbereitungen für eine
außerklinische Geburt aus? ... 140
Was gehört in die Kliniktasche? ... 142
Was sollte noch alles organisiert sein? ... 143
Wie können meine Begleiter mich bei
der Geburt unterstützen? ... 143
Was kann während der Wehen Erleichterung
verschaffen? ... 144
Kann ich vorher sagen, ob ich Medikamente
oder Eingriffe unter der Geburt ablehne
oder wünsche? ... 145
Welche Gebärpositionen gibt es?
Kann ich sie üben? ... 146
Muss eine Wassergeburt besonders
geplant werden? ... 147

Was kann ich tun, wenn der errechnete Geburtstermin vorbei ist? ... 148

Wie lange kann ich nach dem errechneten
Geburtstermin abwarten? ... 149
Welche Untersuchungen sind nun sinnvoll? ... 149
Wie kann ich selbst Geburtswehen auslösen? ... 151
Wie wird eine Geburt künstlich eingeleitet? ... 152

So kündigt sich die Geburt an ... 154

Schwangerschaftswehen, Senkwehen oder
Geburtswehen – wie unterscheide ich sie? ... 155
Was ist der Schleimpfropf? ... 155
Welche Anzeichen gibt es noch? ... 156
Wann rufe ich meine Hebamme an
oder fahre in die Klinik? ... 156
Und wenn die Geburt mit einem
Blasensprung beginnt? ... 157
Sollte man bei einem Blasensprung abwarten
oder schnell einleiten? ... 158

Machen Sie es sich bequem: Ihr Wochenbett ... 159

Was ist eigentlich das Wochenbett? ... 160
Was ist „Bonding" und wann beginnt es? ... 160
Was sollte ich für mich und mein Kind
bereithalten? ... 161
Ambulante Geburt oder stationärer
Klinikaufenthalt? ... 162
Was ist wichtig, damit das Wochenbett
entspannt verlaufen kann? ... 163
Wie kann ich dem plötzlichen Kindstod
vorbeugen? ... 164
Wie werde ich mein Kind ernähren? ... 165
Kann ich mich auf das Stillen vorbereiten? ... 166
Wann kann ich mit Beckenboden- und
Rückbildungsgymnastik anfangen? ... 166
Wann bin ich wieder richtig fit? ... 167

Anhang ... 168

Standpunkte zur pränatalen Diagnostik vom
Bund Deutscher Hebammen e. V. ... 168
Glossar ... 169
Adressen ... 171
Kontaktadressen ... 171
Empfängnisverhütung, Beckenbodenarbeit ... 172
Verschiedene Therapierichtungen ... 172
Bezugsadressen ... 173
Adressen in Österreich ... 173
Adressen in der Schweiz ... 173
Literatur ... 174
Register ... 175

Vorwort

von Magdalene Weiß, Präsidentin des Bundes Deutscher Hebammen

Schwanger sein, in anderen Umständen sein, guter Hoffnung sein, ein Kind unter dem Herzen tragen, eine Wendezeit, ein Übergang und Teil der Wandlung von Frauen hin zur Mutterschaft. In der westlichen Welt allerdings werden Schwangerschaft und Geburt hauptsächlich in einer medizinischen Sprache beschrieben. Die Versorgung von schwangeren Frauen ist in weiten Teilen übertechnisiert und medikalisiert. Ob sie will oder nicht, muss jede Schwangere sich mit pränataldiagnostischen Untersuchungen auseinandersetzen. Die meisten Geburten finden in Kliniken statt, weg von zu Hause und der Familie, die betreuenden Personen sind professionelle Teams, die Umgebung gleicht oft einer Intensivstation. Wen wunderts, dass wir in der wissenschaftlichen Literatur vergeblich suchen nach Informationen darüber, wie werdende Eltern heute die Erfahrung von normaler Schwangerschaft und den Übergang zur Elternschaft erleben? Stattdessen werden wir überflutet mit Untersuchungen über den Umgang mit Komplikationen, Pathologie und Risiken. Frauen werden häufig reduziert auf den viel zu hoch angesetzten Risikokatalog entlang der Mutterschaftsrichtlinien, von Ärzten und Krankenkassen entwickelt, der viele emotionale und körperliche Bedürfnisse von Frauen nicht ernst nimmt. Schwangerschaft und Geburt sind zum Geschäft geworden, Marktanteile und Macht spielen eine größere Rolle als das Erleben von Frauen und Paaren.

Wie wohltuend und gleichzeitig essenziell wichtig ist da ein Buch wie dieses! Es setzt einen starken Kontrapunkt zum beschriebenen Umgang unserer Gesellschaft mit solch tief greifenden Ereignissen wie Schwangerschaft und Geburt. Meiner Kollegin Petra Schönberner ist eine beeindruckende Synthese gelungen. Sie verbindet pragmatische, nüchterne Information zu alltäglichen Fragen mit der reichen Erfahrung einer Hebamme, die sich in ihrem Handeln tatsächlich an dem orientiert, was erwiesenermaßen zum Wohle von Mutter und Kind beiträgt, ohne Schnörkel, ohne Schaumschlägerei. Vielmehr mit dem Ziel, die Frau ins Zentrum zu rücken, sie die Entscheidende sein zu lassen, indem sie gut Bescheid weiß und Zugang zu ihrer Kraft findet. Zitate aus der Literatur und der Heiligen Schrift stellen eine Verbindung zu unseren Vorfahren her und zeigen damit, wie anders Frauen auch schwanger sein können als heute meist üblich. Der positive Grundtenor dieses Buches hat zu tun mit dem Vertrauen in die Frauen, dass sie weitgehend unabhängig und stark durch Schwangerschaft und Geburt gehen können. Auch die Sichtweise dieser Ereignisse als kraftvolle Prozesse im Leben von Frauen, die nicht von der Medizin vereinnahmt, sondern primär durch Hebammen individuell begleitet und gestärkt gehören, um von Frauen und Kindern tatsächlich als Krafterfahrungen ins Leben mitgenommen zu werden, zieht sich wie ein roter Faden durch das Buch.

Eine starke Botschaft, die bitter nötig ist in unseren Zeiten!

Tübingen, im Januar 2003   *Magdalene Weiß*

Warum ich dieses Buch geschrieben habe

Wozu denn noch ein Schwangerenratgeber – es gibt doch schon so viele? Diese Frage stellte auch ich mir, als angefragt wurde, ob ich selbst einen verfassen möchte.

Wozu? Ganz klar: Die Schwangeren heutzutage sind so verunsichert wie nie zuvor. Es gibt tausend Ratgeber, die wunderbare Tipps und Anregungen vermitteln, die Schwangerschaft positiv zu gestalten. Aber was bringt das alles, wenn die Schwangeren selbst keine Informationen darüber erhalten, warum gewisse Untersuchungen eigentlich gemacht werden und wie umstritten sie teilweise sind. Ohne das Wissen darüber, dass alles freiwillig und Deutschland das Land mit dem aufwändigsten Betreuungsmodell ist, ohne bessere Ergebnisse als andere Länder zu erzielen, ist es für eine Schwangere nicht leicht, sich für oder gegen gewisse Maßnahmen zu entscheiden.

Ein informiertes Entscheiden, die Übernahme der Verantwortung und das Vertrauen in die eigene Kompetenz sind unabdingbar für einen guten Verlauf von Schwangerschaft und Geburt.

Ich würde mich sehr freuen, wenn dieses Buch sowohl Schwangeren als auch Kolleginnen eine Hilfe sein kann, Schwangerschaft wieder mehr als eine normale weibliche Lebensphase zu verstehen, die nur selten medizinischer Interventionen bedarf und immerhin die Basis für die Geburt und das Mutter- bzw. Elternsein darstellt.

Aus meiner langjährigen Tätigkeit als freiberufliche Hebamme und aus den neuesten wissenschaftlichen Erkenntnissen sowie den Empfehlungen der Weltgesundheitsorganisation (WHO) habe ich versucht, ein Buch zu schreiben, das jede Schwangere nach ihren Bedürfnissen nutzen kann. Es kann zum Schmökern ebenso dienen wie zum Nachschlagen bei rein praktischen oder medizinischen Fragen. Ich hoffe, die Gratwanderung zwischen den nötigen medizinischen Erklärungen, praktischen Tipps und dem Mutmachen ist mir gelungen. Ich wünsche Ihnen auf alle Fälle viel Freude beim Lesen und viele gute Erfahrungen in dieser besonderen Zeit!

Berlin, Januar 2003   *Petra Schönberner*

Anmerkung: Um das schwerfällige Arzt/Ärztin zu vermeiden, spreche ich in diesem Buch durchgehend von den weiblichen Berufsformen.

Schwanger – was nun?

Die Männer sind stark im Nachteil. Sie können keine Kinder bekommen.
GOLDA MEIR

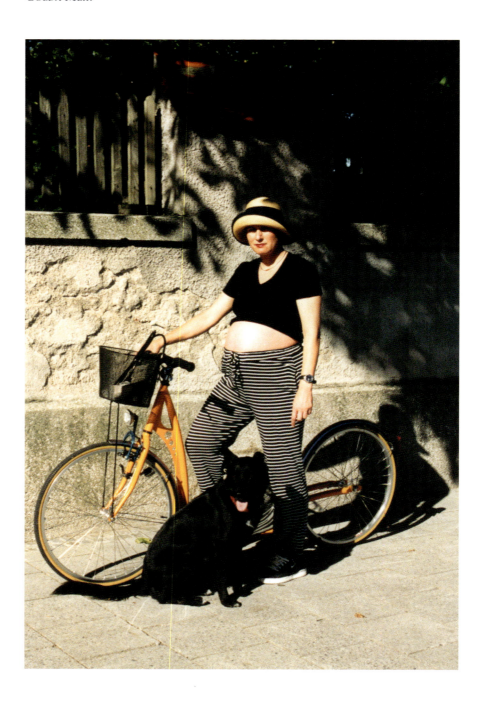

Wer ist hier eigentlich schwanger?

Mit Beginn der Schwangerschaft entsteht der Eindruck, eine Schwangerschaft ist kein persönliches, sondern ein öffentliches Ereignis. Viele gut gemeinte Tipps von Freunden, Bekannten und natürlich der Familie stürzen auf die Schwangere bzw. das Paar ein. In so gut wie allen Ratgebern und Zeitschriften muss jede schwangere Frau diverse Ratschläge lesen, die ihr das Gefühl vermitteln, alle kennen sich aus, nur sie nicht. Läuft etwas nicht wie geplant, ist selbstverständlich die Schwangere aufgrund ihres Fehlverhaltens schuld. Neun Monate hausgemachter Stress zu den sowieso schon nicht unwesentlichen Veränderungen.

Wo bleibt die Bestärkung, Bestätigung und die Achtung vor der Entscheidung, ein Kind auszutragen? In „anderen Umständen" sein, hat heutzutage leider oftmals nur noch wenig mit „guter Hoffnung" sein und „süßem Geheimnis" zu tun. Der auf der einen Seite segensreiche Fortschritt der Medizin hat auf der anderen Seite in nur einer Generation den natürlichsten Vorgang der Welt zu einem medizinischen Risikofall umgestaltet.

Jeder Mensch geht erst einmal davon aus, dass z. B. seine Atmung und seine Verdauung ohne sein Zutun funktionieren, ohne bewusste Steuerung von außen. Wenn nun die Gebärmutter unter Einfluss der weiblichen Hormondrüsen nach einem Liebesakt schwanger wird, funktioniert auch dieses Organ in der Regel erstmal ohne Zutun. Nahezu jede Schwangere kann somit erstmal sicher sein, dass ihr Körper dafür Sorge tragen wird, dass die Schwangerschaft normal verlaufen wird und in einer normalen Geburt mit gesundem Kind endet. Jede Frau selbst ist die Spezialistin für ihren Körper. Keiner kennt ihn so gut wie sie und weiß Veränderungen einzuordnen. Dieses Prinzip der „Arterhaltung" hat uns in das 21. Jahrhundert gebracht. Also kann es nicht allzu schlecht funktionieren. Für die wenigen Verläufe, die dennoch Hilfe benötigen, ist natürlich ein gutes Gesundheitssystem sehr sinnvoll und sollte dann auch genutzt werden.

Der errechnete Termin und die liebe Familie!

Falls Sie noch niemandem Ihren errechneten Termin mitgeteilt haben, dann würde ich Ihnen empfehlen, zwei bis drei Wochen dazuzugeben, da Sie ansonsten ab dem errechneten Termin Gefahr laufen, täglich besorgte und neugierige Anrufe zu erhalten, ob sich nun schon etwas getan oder das Kind bereits geboren ist. Dies kann Sie sehr unter Druck setzen.

Wenn Sie den Termin schon verkündet haben, dann können Sie natürlich einfach sagen, er wird sich zwei bis drei Wochen nach hinten verschieben. Dies kann Ihnen in der Zeit des Wartens viele Nervereien ersparen. Es kommen immerhin nur ca. 5 % aller Kinder am errechneten Termin auf die Welt! Also: Lassen Sie sich lieber nicht unnötig stressen!

Ihr Alltag in diesen 9 Monaten

Wenn ich nicht für mich bin, wer ist dann für mich?
Wenn nicht jetzt, wann dann?
RABBI HILLEL

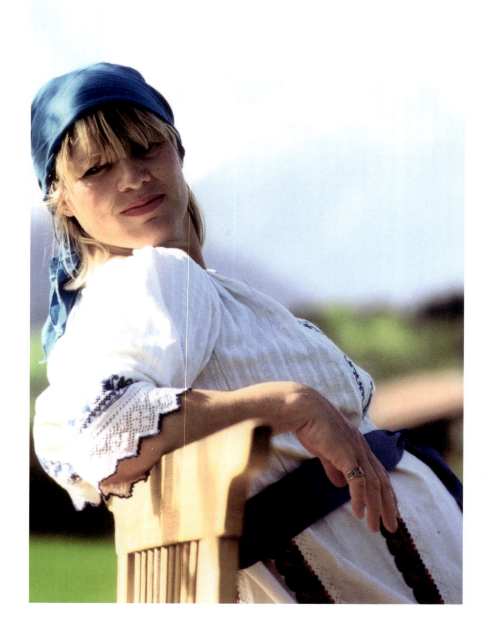

Was verändert sich in der Schwangerschaft?

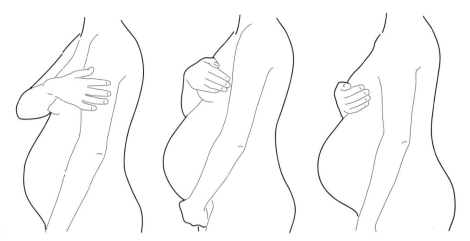

Bauchumfang in der 22.–36. Schwangerschaftswoche

Die Schwangerschaft ist eine Wendezeit im Leben einer Frau. Nach der Geburt ist nichts mehr so wie vorher. Viele Frauen sind klarer und durchsetzungsfähiger, was meist als „Launenhaftigkeit" abgewertet wird. Sie werden körperlich und seelisch sensibler, erkennen sich selbst manchmal nicht wieder und fordern mehr von ihrer Umwelt ein. Sie sind konzentriert auf sich und ihre Situation, als seien sie der Nabel der Welt. Für ihr Umfeld ist dies manchmal ein wenig irritierend. Es gehört aber dazu. Es ist der archaische Teil in uns, der sich einfach um die besten Bedingungen für die Arterhaltung sorgt. Revierabsteckung und Rückzug, um Energien zu sammeln, beides ist wichtig. Viele Frauen spüren neben den normalen Gefühlsschwankungen eine enorme Kraft in sich. Bewahren Sie sich dieses Potenzial und nutzen Sie es!

Die Geburtshilfe teilt die Schwangerschaftumstellung auf in drei Drittel: Das erste Drittel ist die Zeit der Anpassung an die Schwangerschaft; das zweite Drittel wird als Zeit des Wohlbefindens bezeichnet. Die Anpassung ist gelungen. Das dritte Drittel ist die Zeit der Belastung durch das nun erreichte Wachstum des Kindes und die damit verbundenen evtl. Leistungsbeeinträchtigungen.

Durch die Hormonveränderungen kommt es natürlich auch zu vielen körperlichen Veränderungen, die teilweise als beschwerlich empfunden werden. Nur weil Sie Ihren Körper nun mehr und anders spüren, sind dies keine behandlungsbedürftigen Zustände, sondern ein sehr gutes Zeichen für eine funktionierende Schwangerschaft. Ein Körpergefühl wie vorher – nur mit Kind im Bauch – geht nicht. Alles ist anders. Lassen Sie sich diese einmalige Zeit nicht trüben. Veränderungen im einzelnen lesen Sie bitte im Kapitel *Typische Schwangerschaftsbeschwerden und was Sie dagegen tun können* nach.

Wie verändert sich meine Brust, und was bedeutet die Vormilch?

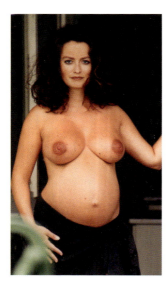

Die meisten Frauen merken kurz nach Eintritt der Schwangerschaft ein Spannen in der Brust und eine große Empfindlichkeit der Brustwarzen. Für Frauen, die bereits geboren haben, ist dies bereits das Zeichen, dass sie wieder schwanger sind. Die Empfindlichkeit der Brustwarzen geht meist nach einiger Zeit zurück. Der Warzenhof wird größer und dunkler, damit ihn das Kind nach der Geburt besser finden kann. Durch die Vergrößerung der Milchgänge und Drüsenkörper gewinnt die Brust an Umfang.

Die so genannte Vormilch, das Kolostrum, tritt bei einigen Frauen bereits ab Mitte der Schwangerschaft aus. Diese Vormilch ist sehr wichtig für das Neugeborene – ideal auf das Kind abgestimmt. Sie können es zur Pflege auf der Brustwarze verteilen und antrocknen lassen. Einige Frauen bemerken keinen Vormilchaustritt. Dies hat absolut keine Bedeutung für ein erfolgreiches Stillen.

Wenn Sie einen BH tragen, achten Sie bitte auf einen guten Sitz. Er sollte gut stützen, und die Träger müssen so breit sein, dass sie nicht einschneiden. Durch einen schlecht sitzenden BH können die Brustdrüsen abgedrückt werden. Besonders bei Bügel-BHs sollten Sie sich beim Kauf beraten lassen. In der Regel brauchen Sie den BH eine Nummer größer als sonst und im Wochenbett eine weitere Nummer. Aber auch dies ist sehr individuell. Ideal sind natürlich BHs aus Naturfasern.

Einige Zeit nach der Geburt, oft schon während der Stillzeit bildet sich die Brust auf die ursprüngliche Größe zurück, und Sie können Ihre alten BHs wieder hervorholen.

Schlaflos in der Schwangerschaft?

Der Nachtschlaf ist bei vielen Frauen nicht mehr so erholsam wie vorher. Hilfreich ist hier, Ihre Essgewohnheiten zu bedenken. Keine schweren Mahlzeiten vor dem Schafengehen einnehmen ist ebenso sinnvoll wie

- den Großteil Ihrer Flüssigkeitsaufnahme in die Zeit vor 18 Uhr legen
- tagsüber Ruhephasen einplanen
- getrennt schlafen, wenn Sie und Ihr Partner sich stören
- ein Kissen unter den Bauch und zur Abstützung unter ein angewinkeltes Bein legen
- ein entspannendes Bad nehmen
- Kräuter wie Hopfen, Melisse, Johanniskraut und Baldrian, als Tee zubereitet.

Was ist eigentlich der Beckenboden?

Der Beckenboden ist der muskuläre Verschluss des knöchernen Beckens nach unten. Die Beckenbodenmuskulatur trägt wie ein Netz oder ein Körbchen sämtliche Bauchorgane und schließt den Bauchraum nach unten ab. Die durchtretenden Öffnungen von Scheide, Harnröhre und Enddarm hält er geschlossen bzw. öffnet sie. Da der Beckenboden nach außen hin nicht sichtbar ist, wird er meist sehr vernachlässigt. In der Schwangerschaft lockert er durch die Hormonveränderung auf, er ist stärker durchblutet und trägt nun auch das Kind. Die Belastung ist also größer. Sinnvoll ist es, in der Schwangerschaft Beckenbodenwahrnehmungsübungen zu machen, die Sie sich von Ihrer Hebamme erklären lassen können, und beckenbodenfreundlicher zu leben. Das heißt z. B., alle körperöffnenden Positionen zu meiden, also Positionen, die zum Gebären gut sind, und Entlastung anzunehmen beim Tragen oder bei Bedarf auch in Form einer Haushaltshilfe. Schwangere sollten nicht mehr als ca. fünf Kilo tragen. Probieren Sie einmal, in der üblichen Form zu niesen. Zum Vergleich niesen Sie, während Sie den Rücken gerade lassen, das Becken aufrichten (Gefühl als machten Sie ein Hohlkreuz), den Kopf hoch halten und maximal nur eine Hand vor Mund und Nase nehmen. In dieser Position ist der Beckenboden kräftiger, und es kommt nicht so schnell zu unwillkürlichem Harnabgang. Die inneren Beckenbodenschichten können Sie auch in der Schwangerschaft gut trainieren. Sie sind am wichtigsten. Wenn Sie sich mit aufgerichtetem Becken auf einen harten Stuhl setzen, sich gerade machen und mit hüftbreit auseinander gestellten Beinen versuchen, die Knochenhöcker, auf denen Sie sitzen, zueinander und zum Damm zu ziehen, trainieren Sie diese Schicht. Unterstützend können Sie noch die Fersen leicht in den Boden drücken.

Wenn Sie sich auf die Zehenspitzen stellen, werden Sie merken, wie Sie die äußere Beckenbodenschicht anspannen. Diese Schicht sollte auf keinen Fall in der Schwangerschaft trainiert werden.

Besonders viel Aufklärungsarbeit auf diesem Gebiet haben meines Erachtens die Autorinnen Susanne Kitchenham-Pec und Benita Cantieni geleistet (s. S. 174).

Unwillkürlicher Harnabgang kommt in der Schwangerschaft nicht selten vor und ist immer ein Zeichen für einen nicht so guten Umgang mit dem Beckenboden und eine daraus resultierende Beckenbodenschwäche. Da es sich aber um Muskulatur handelt, können Sie mit Training natürlich viel erreichen. Ein gut trainierter Beckenboden steigert nicht nur Ihren Lustgewinn, sondern auch Ihr Selbstbewusstsein.

Die Beckenbodenmuskulatur trägt Sie als Ihre weibliche Basis durch Ihr gesamtes Leben! Nutzen Sie sie!

Kann ich Sport treiben und in die Sauna gehen?

Sie können jede vertraute Sportart fortführen, solange es Ihnen dabei gut geht. Wenn Sie einen starken Druck im Bauch oder nach unten verspüren bzw. ein vermehrtes Hartwerden des Bauches während oder direkt nach der Ausübung, sollten Sie Ihre Aktivitäten dementsprechend verändern oder ganz aufhören. Es gibt Frauen, die empfinden z. B. das Reiten ab der 12. SSW als unangenehm, andere wiederum reiten bis kurz vor der Geburt. Der ideale Sport für Schwangere ist Schwimmen. Dabei wird der gesamte Bewegungsapparat entlastet bei gleichzeitigem körperlichen Training.

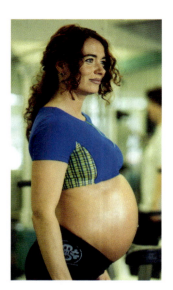

Wenn Sie geübte Saunagängerin sind, können Sie das beibehalten. Falls Sie durch die Hitze Kreislaufschwierigkeiten bekommen, sollten Sie die Anzahl der Gänge und ihre Dauer reduzieren. Frauen mit Tendenz zu vaginalen Infektionen können ihr Scheidenmilieu unterstützen, um einer Infektion durch den Saunabesuch vorzubeugen (s. S. 75/76). Viel trinken ist natürlich gerade für eine schwangere Saunagängerin ganz wichtig.

Neue Sportarten in der Schwangerschaft zu beginnen ist wegen der anfänglich doch erhöhten Verletzungsgefahr nicht ratsam. Ebenso wenig sollten Extremsportarten, Kampfsportarten oder Tiefseetauchen fortgesetzt werden. Auch die Bauchmuskeln sollten ab Mitte der Schwangerschaft nicht mehr trainiert werden. Denken Sie daran, wenn Sie regelmäßig ins Fitness-Studio gehen. Auch als geübte Aerobic-Sportlerin sollten Sie Belastungen der Bauch- und Beckenbodenmuskulatur mit fortschreitender Schwangerschaft meiden.

Wäre ein Zahnarztbesuch sinnvoll?

Das Hormon Östrogen lässt das Zahnfleisch anschwellen. Relativ häufig bilden sich daher Taschen, aus denen sich Essensreste manchmal nicht ausreichend entfernen lassen. Zahnfleischentzündung oder Karies können die Folge sein. Deshalb sollten Sie für eine gute Zahnhygiene sorgen und einen Kontrollbesuch bei Ihrer Zahnärztin einplanen.

Amalgamfüllungen sollten wegen der Quecksilberfreisetzung in diesen Monaten weder entfernt noch eingesetzt werden. Über die Blutbahn gelangen auch Schwermetalle über die Plazenta zum Kind. Machen Sie sich keine Sorgen, wenn eine örtliche Betäubung nötig wird – diese minimale Dosis ist nicht bedenklich.

Wie vorsichtig muss ich mit Medikamenten in der Schwangerschaft sein?

Da die meisten Wirkstoffe plazentagängig sind, sollten Sie mit der Einnahme von Medikamenten sehr vorsichtig sein. Es ist grundsätzlich ratsam, den Beipackzettel zu lesen und sich mit Ihrer Hebamme oder Ärztin zu besprechen. Antibiotika sollten nur mit ganz strenger Indikation verabreicht werden, da es auch beim Kind zu Resistenzen kommen kann.

Wenn Sie Kopfschmerzen haben, greifen Sie nicht gleich zur Tablette, sondern überdenken Sie Ihre Trinkmenge. Einigen Frauen hilft

- frische Luft
- Stressabbau
- Traubenzucker als Anschubser für den Blutzucker
- Cola
- Pfefferminzöl, in Stirn und Schläfen verrieben (Empfehlung der Kopfschmerzliga)
- vier Tropfen Bachblüten-Notfalltropfen aus der Apotheke, in ein Wasserglas gegeben und langsam getrunken.

Aspirin (Acetylsalicylsäure, ASS) oder Paracetamol sollten nur im Notfall eingenommen werden. ASS führt zu einer Blutverdünnung, und Paracetamol ist leberbelastend. Wenn Sie natürlich in einem Monat eine Aspirin nehmen und im anderen eine Paracetamol, wäre daran nichts auszusetzen. In kürzeren Abständen aber sollten diese Wirkstoffe nicht unbedingt eingenommen werden.

Frauen, die wegen ihrer Schilddrüsenprobleme, Diabetes, Epilepsie, Rheuma, Asthma oder andere Grunderkrankungen ständig Medikamente einnehmen müssen, sollten die Medikation bei Schwangerschaftsbeginn mit ihrer behandelnden Internistin oder Neurologin neu besprechen. Gelegentlich muss die Dosierung der Medikamente oder der Wirkstoff verändert werden. In der Regel sollten in der Schwangerschaft bei allen Indikationen immer nur Einzelwirkstoffe, keine Kombinationspräparate verabreicht werden.

Scheuen Sie sich nicht, Ihre Ärztin auf die *Arzneiverordnung in Schwangerschaft und Stillzeit* hinzuweisen (s. S. 174)

Kann ich mich jetzt noch impfen und röntgen lassen?

Schutz- oder Auffrischungsimpfungen sollten Sie möglichst zwei bis drei Monate vor einer Schwangerschaft durchführen lassen. Impfreaktionen wie z. B. Fieber könnten eine Belastung für das Ungeborene darstellen. Sollte eine Impfung für Sie unvermeidlich sein, sollten Sie eine passive Impfung (Immunglobuline) einer aktiven Impfung (lebende oder abgetötete Erreger) vorziehen. Bei Unklarheiten nach einer Auslandsreise können Sie sich z. B. an das Tropeninstitut in Ihrer Nähe wenden.

Röntgenstrahlen sollten Sie aufgrund ihrer erwiesenen schädigenden Wirkung auf alle Fälle meiden.

Ernähre ich mich gut?

Ganz allgemein gilt: Ernährung nach starren Regeln ist nicht sinnvoll. Essen und Trinken sollten immer auch Freude machen.

Eine Schwangere braucht insgesamt nur ca. 15 % mehr Kalorien. Ein Speiseplan, der vitamin- und mineralstoffreich ist und und ausreichend Eiweiß enthält, ist optimal. In der heutigen Zeit wird allerdings eher zu viel Eiweiß aufgenommen. Durch den erhöhten Konsum von tierischem Eiweiß und Zucker wiegen Neugeborene durchschnittlich ca. 300 g mehr als noch vor zehn Jahren!

Wie viel Sie wovon essen, hängt natürlich immer von Ihrer Konstitution, Ihrem Stoffwechsel, Ihrer Bewegung und Ihren Vorlieben ab. Viel frisches Obst und Gemüse sind, gut gewaschen, sehr empfehlenswert. Rohes oder nicht ganz durchgebratenes Fleisch und Rohmilchprodukte sollten Sie wegen evtl. Infektionsgefahr meiden (s. S. 126). Leber ist aufgrund ihrer hohen Schadstoffbelastung nicht zu empfehlen. Vegetarierinnen sollten ihren Speiseplan evtl. neu zusammenstellen.

Eine Flüssigkeitszufuhr von mindestens zwei bis drei Liter am Tag wird empfohlen. Hierzu zählen nicht Milch, Fruchtsäfte, Kaffee, schwarzer und grüner Tee. Die Flüssigkeitsmenge ist nicht nur wichtig für das Durchspülen Ihrer Nieren und den Feuchtigkeitsgehalt Ihrer Haut, sondern auch für die Bildung des Fruchtwassers.

In der Schwangerschaft sind mehrere kleine Mahlzeiten über den Tag verteilt vorzuziehen. Immer etwas zu trinken, z. B. eine Flasche Wasser, und Traubenzucker, Nüsse oder Rosinen dabei zu haben ist ratsam. Zum einen unterzuckern Schwangere durch den gestiegenen Bedarf etwas schneller, und zum anderen verlangen sie, wenn ein Hunger- oder Durstgefühl aufkommt, sehr schnell nach dessen Stillung.

→ Genussmittel

Kaffee und schwarzer sowie grüner Tee enthalten Koffein und sollten nur mäßig getrunken werden. Koffein gelangt über die Plazenta zum Kind. Ein bis zwei Tassen, nicht so stark, sind natürlich in Ordnung. Einigen Frauen schmecken erstaunlicherweise diese Getränke nach Eintritt einer Schwangerschaft nicht mehr.

Alkohol ist natürlich auch plazentagängig und kann schwere Entwicklungsstörungen und Fehlbildungen beim Kind verursachen. Eine definitiv schädigende Wirkung wird ab $1/2$ l Wein oder $1/2$ l Bier täglich nachgewiesen. Gegen den gelegentlichen Genuss von einem Glas Wein oder Bier ist vermutlich nichts einzuwenden. Allerdings scheiden sich hier zur Zeit noch die Geister. Wichtig ist es, keine größeren Mengen, nicht regelmäßig und keinen harten Alkohol zu trinken. Einige Frauen haben in den ersten Tagen ihrer noch unbekannten Schwangerschaft zu tief ins Glas geschaut und haben nun

Schuldgefühle. In den ersten Tagen ist die befruchtete Eizelle zum einen aber noch nicht mit dem mütterlichen Blutkreislauf verbunden, und somit kann auch kein Alkohol übergehen, zum anderen gilt in der allerersten Zeit das „Alles-oder-Nichts-Gesetz", d. h. bei extremen Gifteinwirkungen hält der Körper die Schwangerschaft meist einfach nicht aufrecht. Also sind Schuldgefühle nicht mehr angebracht. Sobald Sie von der Schwangerschaft wissen, ist es natürlich besonders in den ersten drei Monaten, während der Organentwicklung, wichtig, mit dem Alkoholumgang sehr vorsichtig zu sein.

→ Rauchen

Nikotin gelangt über die Plazenta zum Kind. Ab fünf Zigaretten täglich ist eine eindeutige Wirkung auf das Kind nachweisbar. Rauchen führt häufig zu Fehl-, Früh- oder Mangelgeburten. Durch Gefäßschäden an der Plazenta kommt es zu einer Minderversorgung des Kindes. Kinder von Raucherinnen haben nach der Geburt Entzugserscheinungen und erleiden fünfmal häufiger den plötzlichen Kindstod. Passivrauchen hat übrigens dieselbe Wirkung wie aktives Rauchen.

Falls Sie es nicht schaffen sollten, Ihren Zigarettenkonsum zu reduzieren, können Sie sich Hilfe in Beratungsstellen holen. Jede Zigarette weniger ist ein Erfolg! Einige Frauen nutzen die Schwangerschaft, um endlich ganz mit dem Rauchen aufzuhören. Der beste Motivationsgrund wächst ja in Ihrem Bauch heran!

→ Drogen

Grundsätzlich sollten alle Drogen gemieden werden, da das Kind sie ungefiltert mitbekommt, Schaden nehmen kann und nach der Geburt Entzugserscheinungen hat. Lediglich die Wirkung von Hasch ist noch umstritten.

→ Vitamine und Mineralstoffe im Überblick

Tabelle s. S. 20/21

Körpergewicht – wie viel Gewichtszunahme ist in Ordnung?

Wie viel Sie zunehmen, hängt unter anderem von Ihrem Ausgangsgewicht ab. Sehr schlanke Frauen nehmen meist mehr zu als kräftigere Frauen. In der Regel ist bei gesunden Frauen eine Gewichtszunahme zwischen sechs und zwanzig Kilo in Ordnung.

Das zusätzliche Gewicht setzt sich durchschnittlich so zusammen:

Brust	0,5–1 kg	Fruchtwasser	1–1,5 kg
Fettgewebe	3,5–6 kg	Gebärmutter	1–1,5 kg
Plazenta	0,5–1 kg	Blutvolumen	1,5–2 kg
Kind	3–4 kg	Gewebsflüssigkeit	1,5–3 kg

Ihr Alltag in diesen 9 Monaten

→ **Vitamine und Mineralstoffe im Überblick**

Stoff	Wichtig für	Vorhanden in
Vitamin A (Betacarotin)	Haut, Haare, Schleimhaut, Widerstandskraft, Schilddrüse	Karotten, Kartoffeln, Grünkohl, Petersilie, Spinat, Blattgemüse, Broccoli, Eigelb, Fischleberöle, Vollmilchkäse, Butter, Lebertran
Vitamin B1	Nerven, Herz, Stoffwechsel der Kohlenhydrate	Vollkornbrot, Hülsenfrüchte, Weizenkeime, Erdnüsse, Topinambur, Getreide, Hefe, Haselnüsse, grünes Blattgemüse, Schweinefleisch
Vitamin B2	Verwertung von Fett, Eiweiß und Kohlenhydraten	Milch, Geflügel, Hefe, Getreide
Vitamin B6	Blutbildung, Eiweißstoffwechsel	Fisch, Vollkornprodukte, Fleisch, grünes Blattgemüse, Algen, Melasse, Sojabohnen, Sonnenblumenkerne
Vitamin B12	Blutbildung, Zellaufbau	Hering, Milchprodukte, Eier, Sauerkraut, Miso, Hefe, Algen, Fleisch, Weizenkeime
Niacin	Stoffwechsel, Herz, zentrales Nervensystem	Vollkornbrot, Erbsen, Seefisch, Kartoffeln, Geflügel, Hefe
Folsäure	Bildung neuer Zellen, Blutbildung	grünes Gemüse, Kartoffeln, Vollkornprodukte, Vollmilch, Lachs
Pantothensäure	Haut, Abbau von Fetten, Eiweiß und Kohlenhydraten	Broccoli, Blumenkohl, Pilze, Rindfleisch, Weizenkeime, Hefe, Eigelb, Bulgur, Melasse, Avocado
Vitamin C	Immunabwehr, Bindegewebe, Eisenverwertung	Zitrusfrüchte, Paprika, Sanddorn, Kiwi, Kohl, Kartoffeln, Hagebutten, schwarze Johannisbeeren, Zwiebeln
Vitamin D	Knochenbildung, Zähne	Fisch, Fleisch, Pilze, Milch, Butter, Eigelb, Lebertran

→ Vitamine und Mineralstoffe im Überblick

Stoff	Wichtig für	Vorhanden in
Vitamin E	Zellschutz	pflanzliche Öle, Nüsse, Avocados, Getreide, Eier, Butter, Erdnüsse, Sonnenblumenkerne
Vitamin K	Blutgerinnung	grünes Gemüse, Sauerkraut, Blumenkohl, Schweinefleisch, Alfalfasprossen, Sojabohnen, schwarze Johannisbeeren
Calcium	Knochen, Zähne, Reizleitung in Muskeln und Herz	Milch, Milchprodukte, Mandeln, Nüsse, Sprossen und Keime, Sesam, schwarze Johannisbeeren, Lachs, Eigelb
Eisen	rote Blutkörperchen, Bildung wichtiger Enzyme	Fisch, Fleisch, Haferflocken, Möhren, rote Beete, grünes Blattgemüse, Pilze, Algen, Nüsse, Getreide, Keime und Sprossen, Sonnenblumenkerne
Jod	Schilddrüse	Seefisch, Algen, Salcornia jodata (pulverisierte Pflanze, s. S. 173)
Kalium	Muskeln, Verdauung	Obst, Gemüse, Kartoffeln, Milch, Getreide, Sonnenblumenkerne
Magnesium	Aufbau von Knochen, Reizleitung in Nerven und Muskeln	Vollkornprodukte, Nüsse, Hülsenfrüchte, Sprossen und Keime, Algen, schwarze Johannisbeeren, Avocados, Datteln, grünes Blattgemüse, getrocknete Aprikosen
Phosphor	Knochen, Zähne	Milchprodukte, Vollkornprodukte, Hülsenfrüchte, Eigelb, Erdnüsse
Selen	Zellstoffwechsel, Immunabwehr	Muskelfleisch, Meerestiere, Vollkorn- und Sojaprodukte
Zink	Immunsystem, Wundheilung	Weizenkeime, Haferflocken, Meerestiere, Käse, Algen, Bananen, Fisch, Nüsse

Wann Sie diese Kilos zunehmen, ist ebenfalls sehr unterschiedlich und lässt sich nicht auf die verschiedenen Schwangerschaftsdrittel verteilen. Einige Frauen nehmen am Anfang sogar ab, andere nehmen gleich zu Beginn der Schwangerschaft einige Kilogramm zu. Leider sind veraltete, rigide Tabellen noch an vielen Orten zu finden und tragen zu Verunsicherung bei. Sie müssen sich nicht wiegen lassen, wenn es Sie nervt, oder können das Gewicht auch selbst zu Hause ermitteln und in den Mutterpass eintragen.

Wichtig ist, dass Sie sich ausgewogen ernähren und keine extremen Gewichtssprünge machen, z. B. acht Kilo binnen zwei Wochen zunehmen. Aber das bemerken Sie in der Regel auch ohne Waage. Solange Sie sich wohl fühlen und vor der Schwangerschaft keine Essstörungen hatten, ist die Gewichtszunahme sekundär.

Mit Haut und Haaren schwanger?

Durch die Hormonveränderungen verändern sich natürlich auch Haut und Haar. Die Körperhaare werden manchmal dunkler. Das Haar kann lockiger oder glatter werden, trockener und auch weniger. Sie tun, was Sie können, wenn Sie optimal auf eine ausgewogene, mineralstoffreiche Ernährung achten und besonders viel Gemüse essen.

Wenn Sie Ihr Haar färben oder tönen, hantieren Sie natürlich meistens mit Stoffen, die eigentlich Gifte sind. Auch wenn die Mengen gering sind: Am besten wäre es, Sie ließen Ihr Haar wenigstens in den ersten 12 Wochen der Schwangerschaft so, wie es von Natur aus wächst. Nur Naturpräparate wie Henna können Sie unbedenklich verwenden.

In der Mitte des Bauches verläuft eine Linie vom Schambein in Richtung Rippen. Diese so genannte Linea alba wird in der Schwangerschaft durch die Pigmentveränderungen dunkel und somit zur Linea fusca. Alte Narben werden häufig ebenfalls dunkler.

Durch die hormonbedingte Auflockerung des Bindegewebes kommt es bei einigen Frauen zu den so genannten Schwangerschaftsstreifen. Es sind rötlich-bläuliche Streifen, die nach der Geburt schmaler werden und verblassen. Sie sind dann meist nur noch als weiß-silbrige Linien zu erkennen. Sie treten vorwiegend am Bauch auf, gelegentlich auch an der Brust, am Po und an den Oberschenkeln.

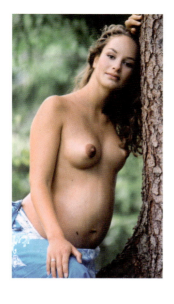

Sie können mit pflanzlichen Ölen wie z. B. Weizenkeimöl oder dem Schwangerschaftsstreifen-Öl von Stadelmann (s. Bezugsadressen, S. 173) die entsprechenden Hautpartien z. B. nach dem Duschen einölen. Durch eine Massage wird die Durchblutung angeregt. Pflanzliche Öle sind grundsätzlich besser geeignet als Öle auf Paraffinbasis (Mineralöl), die von der Haut nicht aufgenommen werden.

Gezielte Pflege kann der Bildung von Schwangerschaftsstreifen ein klein wenig entgegenwirken, bzw. ihre Ausmaße schmälern. Da es aber ein hormoneller Vorgang ist, können Sie ihn nicht ganz verhindern. Es hängt von Ihrer Konstitution ab, ob und wie viele Streifen Sie bekommen.

In einer geschmeidig gehaltenen Haut fühlen Sie sich mit Sicherheit auch wohler. Benutzen Sie die Körperpflegemittel, die Ihnen gefallen. Im Genitalbereich sollten Waschlotionen nicht stark parfümiert sein, um den Scheiden-pH nicht negativ zu beeinflussen. Erst im Wochenbett können Sie parfümierte Produkte meiden, um den Geruchssinn Ihres Kindes nicht zu irritieren.

Brauche ich besondere Kleidung und Schuhe?

Durch das vermehrte Schwitzen ist es mit Sicherheit sinnvoll, Baumwollkleidung oder andere Naturfasern zu bevorzugen. Besonders Hosen sollte aus Naturfasern bestehen, um Infektionen im Vaginalbereich vorzubeugen. Die Kleidung sollte nirgends einschnüren oder Druck ausüben. Glücklicherweise gibt es heute viele Möglichkeiten, als Frau ihren Kleidungsstil auch in der Schwangerschaft beizubehalten und keine geschlechtsneutralen Bärchenhängerchen tragen zu müssen. Gerade die Hose, die Sie in der Schwangerschaft tragen, werden Sie auch danach einige Zeit nutzen. Durch die hormonell bedingte Auflockerung des Beckens zur Geburtserleichterung ist dies breiter als vorher. Nach der Geburt dauert es einige Monate, bis die Auflockerungen wieder rückgängig gemacht werden. Im Volksmund heißt es: „Neun Monate kommt das Kind, neun Monate geht es." Die körperlichen Umstellungen nach der Geburt brauchen ebenso viel Zeit wie vor der Geburt.

Schuhe sollten ein gutes Fußbett haben und nicht allzu hohe Absätze. Hohe Absätze verhindern zum einen die Arbeit der Beinmuskulatur und fördern somit Krampfadern, zum anderen können Sie durch die hormonbedingten Auflockerungen der Sehnen leichter umknicken. Außerdem kommt es zu Beckenfehlhaltungen und Rückenschmerzen.

Gibt es beim Autofahren oder Fliegen etwas zu beachten?

Natürlich können Sie in der Schwangerschaft ebenso Auto fahren wie vorher. Einige Frauen haben nach langen Fahrten durch die sehr eingeengte und starre Sitzposition starke Mutterbandbeschwerden. Diese geben aber nach dem Aussteigen spontan und zügig mit den ersten Körperbewegungen wieder nach.

Bei langen Strecken sollten Sie häufige Pausen einlegen, die Blase entleeren und die Beine vertreten. Achten Sie beim Anlegen der Sicherheitsgurte darauf, dass der Beckengurt unterhalb des Bauches liegt, damit bei einem Unfall kein starker Druck auf den Bauch ausgeübt und das Becken ausreichend fixiert wird. Das Kind ist in der Regel durch das Fruchtwasser gut gepolstert. Falls der Gurt Sie sehr stark behindert und das Autofahren nicht zu vermeiden ist, können Sie sich dies z. B. von Ihrem Hausarzt bescheinigen lassen. Sie unterliegen dann nicht mehr der Anschnallpflicht – mit allen Risiken allerdings!

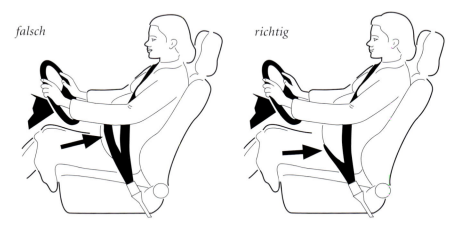

Anschallen beim Autofahren

Beim Fliegen sollten Sie wegen der erhöhten Thrombosegefahr
- ausreichend trinken
- Beingymnastik durchführen
- Kompressionsstrümpfe tragen (s. S. 46)
- häufig kurz aufstehen
- einen Nichtraucherplatz am Gang mit Distanz zu den Triebwerken reservieren.

Wie gefährlich die Strahlenexposition besonders im ersten Schwangerschaftsdrittel ist, wurde noch nicht ausreichend untersucht.

Bis zur 36. SSW verlangen viele Fluglinien eine Unbedenklichkeitsbescheinigung, die Ihre Hebamme oder Ärztin ausstellen kann. Danach verweigern einige Fluglinien die Beförderung einer Schwangeren.

Sollte eine Urlaubsreise anders geplant werden?

Langstreckenflüge in klimatische Extremgebiete, große Höhen oder in Gebiete mit schlechter medizinischer Versorgung sollten nach Möglichkeit vermieden werden. Ansonsten sollten Sie sich einen schönen Urlaubsort suchen, da Sie in der Konstellation nie wieder Urlaub machen werden. Falls Sie Ihr erstes Kind bekommen, ist dies für die nächste Zeit Ihr letzter Urlaub nur als Paar. Das nächste Mal ist schon ein Säugling/Kleinkind dabei, oder Sie müssen gut organisieren.

Falls sich Ihre geplante Reise mit dem Rhythmus der Vorsorgeuntersuchungen überschneidet, müssen Sie Ihren Urlaub natürlich nicht umschieben. Gerade als gesunde Schwangere können Sie die Vorsorgetermine so legen, wie es Ihnen auch passt. Größere Abstände dazwischen sind absolut in Ordnung. Einige Schwangere werden hier manchmal unberechtigterweise unter Druck gesetzt. Schönen Urlaub!

Sind Beziehungsprobleme vorprogrammiert?

Die Schwangerschaft ist gerade beim ersten Kind eine Umbruchphase. Das Paar, das bisher Mann und Frau war, wird nun ein Elternpaar. Es kommt eine dritte Person zu dieser Verbindung hinzu. Frauen, die es gewohnt waren, autonom und selbstständig zu sein, merken nun, dass eine gewisse Form der Abhängigkeit entsteht. Die Männer, die mit einer emanzipierten Frau lebten, sehen sich dann doch häufig in eine traditionelle Rolle rutschen. Diese Zeit ist für beide Elternteile natürlich schwierig. Vieles muss neu überdacht und auch besprochen werden. In der Regel fehlen Vorbilder für andere Rollenverhältnisse. Wichtig ist hier ein offenes Gespräch auch über Unsicherheiten. Oftmals werden Verhaltensweisen falsch interpretiert. Es wird erwartet, dass das Gegenüber auch ohne Worte merkt, was Sache ist, und so funktioniert es dann nicht. Es entstehen nur Missverständnisse und Aggressionen. Falls Sie Schwierigkeiten haben, miteinander ins Gespräch zu kommen, können Sie grundsätzliche Fragen auch gemeinsam mit Ihrer Hebamme besprechen. Sie kann Ihnen bei Bedarf auch Kontakte zu Eheberatungsstellen oder Therapeuten vermitteln. Meist reichen ein oder zwei klärende Gespräche mit Hilfe einer ausgebildeten Therapeutin, um eine Eskalation zu vermeiden. Für großartige Problembewältigung ist die Zeit der Schwangerschaft allerdings nicht geeignet. Einige Konflikte lösen sich in der Zeit danach auch einfach wieder von allein, wenn die erste Erwartungsspannung bezüglich Geburt und Nachwuchs abgefallen ist.

Trotz allem darf nicht vergessen werden, dass viele Paare sich nach dem ersten Kind trennen.

Unstimmigkeiten sind normal und dienen vielleicht auch ein wenig der Auflockerung des Bandes zwischen Mann und Frau, sodass das Kind als Dritter einen Platz bekommen kann und sich alles neu konstituieren kann. Es gibt aber auch ganz „unspektakuläre Verläufe". Sie müssen auf keine Krise warten.

Sexualität in der Schwangerschaft – was ist in dieser Zeit anders?

Durch die stärkere Durchblutung der weiblichen Beckenorgane sind auch Klitoris und Schamlippen stärker angeschwollen und empfindlicher. Viele Frauen haben daher viel mehr Lust auf Sex als vorher. Einige erleben ihre ersten Orgasmen. Gleichzeitig ist so manche Frau unsicher, ob ihre üppige-

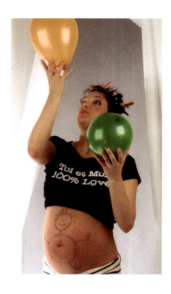

ren weiblichen Formen ihrem Partner noch gefallen. Auch hier kann ein Gespräch Unsicherheiten und Verspannungen abbauen.

Genießen Sie diese außergewöhnliche Zeit, wenn möglich, in vollen Zügen!

Männer sind häufig verunsichert und haben Angst, das Kind zu verletzen. Das ist aber gar nicht möglich. Es ist durch sein Fruchtwasserpolster geschützt. Falls Ihr Partner Probleme hat, wie vorher mit Ihnen zu schlafen, können Sie die Schwangerschaft als Chance nutzen, gemeinsam vielleicht andere Praktiken auszuprobieren und Ihrer Fantasie freien Lauf zu lassen. Bei Reizungen oder Schmerzen müssen Sie einfach Ihr Becken in eine andere Position bringen oder bewegen. Im Laufe der Schwangerschaft sind sowieso meist ganz andere Positionen angesagt als vorher.

In der Regel geht es dem Kind gut, wenn es Ihnen gut geht. Viele Kinder bewegen sich heftig nach einem Orgasmus, da die Gebärmutter dabei gut durchblutet wird. Das gefällt natürlich auch dem Kind.

Das den Orgasmus auslösende Liebeshormon Oxytocin ist auch das Hormon, welches u. a. am Termin die Geburtswehen auslöst und das Stillen in Gang bringt, d.h.: Eine gute kontinuierliche Hormonausschüttung während der Schwangerschaft ist auch eine gute Vorbereitung auf eine ausreichende Hormonproduktion für die Geburt. Streicheleinheiten, Zärtlichkeiten und Küsse sind daher in der Schwangerschaft besonders wichtig! Der Volksmund sagt zum Küssen: „Der Kuss ist die Anfrage im Oberstübchen, ob das Unterstübchen frei ist." Die Wirkung der Oxytocin-Ausschüttung beim Küssen auf die Gebärmutter und die Scheide war früher also schon bekannt. Wehen können durch Sex aber erst ausgelöst werden, wenn die Gebärmutter durch zusätzliche Faktoren geburtsbereit ist.

Falls Sie irgendwelches Spielzeug verwenden, achten Sie bitte auf Sauberkeit. Wenn Sie zu Vaginalinfektionen neigen oder Sie oder Ihr Partner nicht monogam leben, sollten Sie als Schutz vor einer Infektion auf alle Fälle ein Kondom verwenden. Wasserlassen nach dem Sex ist ein guter Schutz vor Harnwegsinfektionen, die in der Schwangerschaft durch die Auflockerung auch der Harnröhrenwand leichter entstehen (s. S. 44). So werden evtl. Keime zügig wieder rausgespült.

Ansonsten ist alles erlaubt, was Ihnen Spaß macht und keinen Schmerz im Genitalbereich verursacht. Manchmal ist es aber auch für beide in Ordnung, wenn ein wenig Ruhe einkehrt.

Die zukünftigen Großeltern – eine Hilfe?

Großeltern können natürlich eine große Unterstützung im Leben mit einem Kind sein. Allerdings gibt es manchmal, gerade beim ersten Enkelkind, Konkurrenz zwischen Mutter und Tochter oder Vater und Sohn. Bisher hatten

Ihre Eltern Ihnen immer das Elternsein voraus. In dem Moment, wo Sie selbst Eltern werden, ist dieser Vorsprung weg.

Sie erwarten Ihr erstes Kind und Ihre Mutter Ihr erstes Enkelkind von Ihnen. In dieser Zeit sind Sie sensibler und möchten eigentlich nur Unterstützung erfahren, erleben aber manchmal Auseinandersetzungen. Gelegentlich leben alte Konflikte aus der Kindheit wieder auf, da ihre Biografie nicht abgeschnitten werden kann. Viele Mütter erschlagen ihre Töchter mit Ratschlägen, wie sie sich verhalten sollen. Frauen, die z. B. eine Hausgeburt erleben wollen, werden mitunter stark verunsichert. Auch Kommentare wie „Ich konnte nicht stillen, du wirst es bestimmt auch nicht können" sind nicht selten.

Mit Diskussionen erreichen Sie hier in der Regel gar nichts. Grundsätzlich treffen Sie Ihre Entscheidungen, und das müssen Sie auch deutlich machen.

Hierbei sollte aber nicht vergessen werden, dass die meisten Frauen, die vor 20 oder mehr Jahren geboren haben, eine sehr technische und anonyme Geburtshilfe über sich ergehen lassen mussten, bei der noch nicht einmal im Ansatz die Mutter-Kind-Bindung gefördert wurde. Es gibt z. B. Frauen, die bei jeder von drei Geburten einen Dammschnitt bekommen haben. Wenn nun die Tochter nach der ersten Geburt erzählt, dass bei ihr alles heil blieb, kann dies für die Großmutter ein Stich ins Herz sein. Nicht weil sie Ihnen das nicht gönnt, sondern weil ihr dadurch vielleicht erneut bewusst wird, wie unnötig ihr diese Verletzung zugefügt wurde. Sie können sie besser erreichen, wenn Sie sich mit ihr solidarisieren, nach ihren damaligen Gefühlen fragen und bedauern, dass es für sie so gelaufen ist. Wenn Sie nicht mehr das Gefühl haben, sich verteidigen zu müssen, wird das Verhältnis entspannter.

Von daher kann es anstrengend und störend sein, wenn Mütter von jungen Müttern bei der Geburt oder im Wochenbett anwesend sind. Aber oft ist es auch einfach schön, wie die Generationen miteinander verbunden sind. Einige Großmütter freuen sich auch, dass ihre Tochter die Chance hat, alles anders zu machen. Hatten sie selbst gute Geburtserlebnisse, ist dieser Konflikt meist sowieso nicht gegeben.

Können Geschwister auf die Geburt und die Zeit danach vorbereitet werden?

Viele Kinder – besonders sehr kleine – spüren sehr schnell, dass Nachwuchs kommt. Älteren Kindern können Sie alles erklären und versuchen, z. B. die Freude darüber zu wecken, dass sie dann die Großen sind. Wichtig ist, dass sie erfahren: Ihr Platz in der Familie ist nicht gefährdet. Mit ein wenig Geduld gewöhnen die Kinder sich meist ganz von selbst an den Gedanken, ein neues Geschwisterchen zu bekommen.

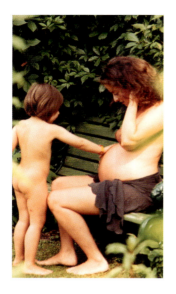

Während der Schwangerschaft sollten Kinder sehr früh daran gewöhnt werden, dass die Mutter sie nicht mehr tragen kann und sie sich zum Wickeln auf den Boden legen oder selbst auf den Wickeltisch klettern müssen. Auch auf den Schoß können sie gut selbst klettern. Zum Kuscheln kann die Mutter sich zu ihnen auf den Boden oder ins Bett begeben. Seien Sie konsequent, damit sie es wirklich lernen. Sie brauchen Schutz für Ihren Beckenboden, und die Umstellung im Wochenbett, wenn das andere Kind geboren ist, wird für die Erstgeborenen nicht so schwierig.

Ob ein Geschwisterkind bei der Geburt dabei sein soll, müssen Sie selbst entscheiden. Wichtig ist, dass es dies freiwillig tut und jederzeit – mit einem vertrauten Menschen – den Geburtsort verlassen kann. Meist ist die Gegenwart des älteren Kindes eher für die Mütter ein Problem, weil sie in seiner Anwesenheit nicht loslassen können.

Nach der Geburt sind die Kinder anfangs häufig überrascht, wie viel Zeit ein Neugeborenes in Anspruch nimmt. Eine gute Organisation von Spielmöglichkeiten oder Ausflügen, z. B. mit den Großeltern, ist meist sehr schnell interessanter als das neue Geschwisterchen, das ja sowieso noch kein Spielpartner sein kann.

Immer wieder lese ich, dass es besser ist, Haustiere abzuschaffen. Stimmt das?

Das ist natürlich absoluter Blödsinn. Ihr Haustier gehört zur Familie. In der Regel wissen Katzen oder Hunde sehr schnell, dass Nachwuchs unterwegs ist. Manchmal sogar noch vor der werdenden Mutter! Katzen legen sich dann z. B. nicht mehr auf den Bauch der Frau.

Um eine evtl. Infektion mit Toxoplasmose (s. S. 126) zu vermeiden, sollten Sie in der Schwangerschaft das Katzenklo nicht mehr selbst säubern oder dazu eine Schaufel verwenden und beim Rausheben das Gesicht abwenden, damit Sie keinesfalls Kotpartikel einatmen. Weitere Vorsichtsmaßnahmen sind nicht zu treffen – und selbst diese Vorsichtsmaßnahme ist in vielen Ländern unbekannt.

Nach der Geburt ist es sinnvoll, Ihr Kind ins Rudel aufnehmen zu lassen, falls Sie ein Rudeltier, z. B. einen Hund, halten. Lassen Sie das Tier an der Babywindel schnuppern und auch das Kind einmal abschnüffeln. Natürlich sollte es nicht im Gesicht oder am noch nicht abgeheilten Nabel lecken. So vermeiden Sie auch, dass Ihr Tier auf das Kind eifersüchtig wird.

Wenn Sie exotische Tiere halten, müssen Sie entsprechend der Gefährlichkeit für guten Kinderschutz sorgen.

Als generelle Allergieprophylaxe das Kind vor Tierhaaren fernzuhalten ist nicht ratsam. Kontakt zu Fremdkeimen ist wichtig für die Ausbildung des Immunsystems. Auch Ihr Kind wird sich schnell an diese gewöhnen.

Hilfe steht bereit

Du bist für deine Gefühle, Gedanken und Erfahrungen verantwortlich.
Du bist nicht für die Gedanken, Gefühle und Erfahrungen anderer verantwortlich.
Du trägst keine Verantwortung dafür, ob ein anderer glücklich ist oder traurig ist.
Du bist allerdings dafür verantwortlich,
ob du selbst glücklich oder traurig, erfüllt oder unerfüllt bist.
Paul Ferrini

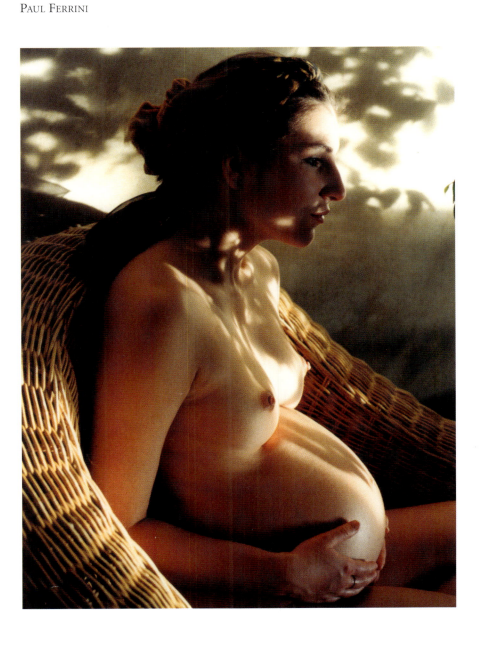

Schwangerenvorsorge – wozu?

Schwangerenvorsorge beinhaltet eigentlich die Sorge um die Schwangere, d. h. jemand sorgt sich um sie bzw. umsorgt sie.

Diese Begleitung, die Sicherheit und Zuversicht vermitteln sollte, führt gleichzeitig zum Angstabbau vor dem Unbekannten. In anderen Kulturen werden Frauen von anderen Frauen in das Muttersein hinüber begleitet. Dieser „Initiationsritus" ist prägend für das Verständnis, welches eine Schwangere von sich, ihrem Frau- bzw. Muttersein entwickelt, und auch für die zukünftige Mutter-Kind-Beziehung.

In unserer Kultur ist seit ca. einer Generation dieser Initiationsritus medizinisch-technisch ausgerichtet, d. h. die Suche nach möglichen medizinischen Risiken steht im Vordergrund und wird mit technischen Mitteln vollzogen. Durch diese Verschiebung wird verständlich, weshalb so viele Schwangere immer mehr Angst vor der Geburt entwickeln und ihrem Körper gar nichts mehr zutrauen, obgleich der Geburtsvorgang heute bei weitem nicht mehr so viele Risiken birgt wie vor 100 Jahren. Damals waren die Frauen durch schlechte Ernährung, mangelnde Hygiene und hohe Kinderzahl gesundheitlich anfälliger und im Akutfall durch mäßige chirurgische Fertigkeiten schlechter versorgt.

Heute sind die gesundheitlichen Voraussetzungen besser und der medizinische Fortschritt für den seltenen Fall einer Komplikation in unseren Breitengraden auch. Mindestens 80–90 % aller Geburten verlaufen ganz normal, 96 % aller Kinder kommen gesund zur Welt. Trotzdem haben die Frauen so viel Angst wie nie, und die Horrorgeschichten von Geburten und unzähligen Eingriffen häufen sich.

Es wäre zu wünschen, dass der medizinisch-technische Fortschritt den Schwangeren vorbehalten bliebe, die diese Hilfe brauchen, und die große Überzahl der gesunden Schwangeren einfach „schwanger sein" könnten. Dieser Wunsch ist erfüllbar. Denn wir haben ein flexibles Betreuungssystem, das sich jede Schwangere so zusammenstellen kann, wie sie es braucht. Sie muss lediglich wissen, unter welchen Möglichkeiten sie wählen, was sie sich aussuchen kann. Die Verantwortung für die Gestaltung dieser Zeit trägt jede Schwangere selbst. Mit diesem Buch möchte ich dazu beitragen, dass diese Wahl der Schwangeren leichter fällt.

Woher weiß ich, welche Untersuchungen für mich wirklich nötig sind?

Die Untersuchungen in der Schwangerenvorsorge basieren auf den vom Bundesausschuss der Ärzte und Krankenkassen herausgegebenen Mutterschaftsrichtlinien. Die darin enthaltenen Empfehlungen geben die geburtshilflichen Ausrichtungen in Deutschland wieder, ohne in kontrollierten wissenschaftlichen Untersuchungen bestätigt worden zu sein. Je nach

Region und Vorlieben finden in den Praxen meist noch wesentlich mehr Untersuchungen statt als empfohlen. Da dies in vielen Ländern der Welt so funktioniert und dies keine sehr effektive Methode ist, um einen optimalen Betreuungsplan zu entwickeln, wurde von ÄrztInnen und anderen WissenschaftlerInnen in den 80er-Jahren die so genannte Cochrane Library für die verschiedenen medizinischen Disziplinen begründet. In dieser Datenbank werden auch für die Geburtshilfe alle weltweiten kontrollierten Studien gesammelt, um die Versorgung von Mutter und Kind zu verbessern. Entgegen den Erwartungen ergaben die Auswertungen, dass z. B. in Deutschland fast 80 % der Untersuchungen in der Schwangerschaft nicht sinnvoll als Routineuntersuchung sind.

Eine Diagnostik / Untersuchung ist nur dann sinnvoll, wenn sie eine Therapie nach sich zieht, die das Wohl von Mutter und Kind erwiesenermaßen verbessert. Viele Routineuntersuchungen ziehen aber Therapien nach sich, die die Geburtskomplikationen und den Zustand von Mutter und Kind nicht verbessern oder ihn sogar verschlechtern. Es muss immer der Vergleich möglich sein, was passiert, wenn z. B. nichts gemacht wird. Oft gibt es dann beim Ergebnis keine Unterschiede. In solch einem Fall war natürlich schon die Untersuchung nicht sinnvoll, da die durchgeführten Maßnahmen nichts positiv verändert haben. Diese sogenannte evidenzbasierte Medizin (EBM) ist in den skandinavischen Ländern oder auch England wesentlich etablierter. In England gibt es die Initiative „informed choice", in der die Berufsverbände der Hebammen und GynäkologInnen in Form von Informationsblättern die Frauen über verschiedene Ergebnisse dieser Studien aufklären, sodass sie mitentscheiden können. Von solch einer gemeinsamen Aktion sind wir in Deutschland leider noch weit entfernt. Die Ergebnisse der EBM sind mittlerweile auch in Buchform auf deutsch erhältlich. Obgleich ein führender deutscher Perinatalmediziner Mitherausgeber der deutschen Ausgabe ist, werden die Maßnahmen in der Geburtshilfe nur sehr zähflüssig umgesetzt. Trotzdem ist die EBM eine hervorragende Errungenschaft, die helfen kann, Mutter und Kind optimaler zu betreuen.

Ist die Inanspruchnahme der Schwangerenvorsorge gesetzlich geregelt oder vorgeschrieben?

Nein! Die Schwangerenvorsorgeuntersuchungen sind ein Angebot unseres Gesundheitswesens, das Sie nutzen können, aber nicht müssen. Ebenso sind die Untersuchungen, die durchgeführt werden, lediglich Empfehlungen – Sie brauchen sich nicht daran zu halten. Alles geschieht freiwillig, und die Durchführung der Untersuchungen darf nur mit Ihrem Einverständnis erfolgen. Sie entscheiden, wer Sie betreuen soll und welche Untersuchungen Sie nach einer Aufklärung in Anspruch nehmen möchten. Die Verantwortung für Sie selbst und für das Kind tragen Sie (auch wenn in einigen Broschüren manchmal ein anderer Eindruck entsteht)!

Die ärztlichen Mutterschaftsrichtlinien, die in Deutschland für die gängige Vorsorgepraxis maßgeblich sind, sind nur eine von vielen Möglichkeiten, die Schwangerschaft betreuen zu lassen. Mithilfe der evidenzbasierten Medizin (EBM) (s. S. 31) können Sie selbst entscheiden, welche Betreuung Ihnen die größte Sicherheit gibt. Das Sicherheitsgefühl ist von Frau zu Frau sehr unterschiedlich, sodass Patentrezepte häufig mehr schaden als nutzen. Daher sollten Sie sich gleich zu Anfang der Schwangerschaft Gedanken machen, mit welcher Art der Schwangerschaftsbetreuung Sie sich am wohlsten und sichersten fühlen. Entscheiden müssen Sie darüber.

Welche Betreuungsmodelle gibt es, und welches ist das beste für mich?

Sie können die Vorsorgeuntersuchungen bei einer Hebamme, einer praktischen Ärztin oder einer Gynäkologin durchführen lassen.

Immer häufiger wenden sich Frauen bereits für die Vorsorgeuntersuchungen an eine Hebamme. Diese führt alle Untersuchungen durch, die zur Begleitung / Beurteilung eines normalen Schwangerschaftsverlaufes nötig sind (einschließlich der Blutuntersuchungen). Stellt sie Auffälligkeiten fest, überweist sie zur weiteren Abklärung an eine Ärztin, ebenso zur Ultraschalluntersuchung, wenn die Frau dies wünscht. Hier arbeitet die Hebamme als Spezialistin für die normal verlaufende Schwangerschaft, und nur bei Bedarf wird auf die Kenntnisse der Ärztin als Spezialistin für auffällige Verläufe zurückgegriffen. Kontinuierliche Begleitung geht mit einem Minimum an Technik Hand in Hand. Gesunde Schwangere behalten ihre Sicherheit, und Schwangere mit Problemen werden gezielt weiter überwiesen.

Ein anderes Betreuungsmodell, das gerade in Mode kommt, ist das Mix-Modell. Gynäkologin und Hebamme machen die Vorsorgen im Wechsel, d. h. eine Untersuchung führt die Hebamme durch und die andere dann wieder die Ärztin, usw. Bei dieser Form der Vorsorge ist die Kontinuität mit Sicherheit am geringsten, da zwei Berufsgruppen mit unterschiedlicher Ausrichtung und Untersuchungsmethode Vorsorgeuntersuchungen an ein und derselben Schwangeren durchführen. Während z. B. die Hebamme mit dem Zentimetermaß den Bauch einmal rundherum (Leibesumfang) und einmal von oben nach unten (Symphysen-Fundus-Abstand) abmisst und mit verschiedenen Handgriffen die Lage und Vitalität des Kindes abtastet, misst vier Wochen später die Ärztin entweder mit Ultraschall oder gar nicht den Bauch ab und weitere vier Wochen später wieder die Hebamme. Es liegt nah, dass die Ergebnisse der einzelnen Untersuchungen dann nicht sehr aussagekräftig sind. Außerdem erhalten die Schwangeren aufgrund der unterschiedlichen Ausrichtungen oft sehr unterschiedliche Erklärungen

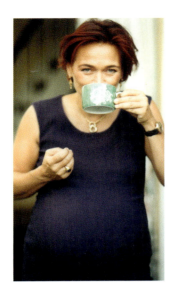

oder Tipps, was viele Frauen verunsichert und auch für die Betreuerinnen schwieriger ist.

Das dritte Modell ist die Inanspruchnahme der Schwangerschaftsvorsorge bei einer Gynäkologin. Dies ist das zurzeit in Deutschland gängigste Modell. Dabei werden alle Untersuchungen – unabhängig davon, ob die Schwangere gesund ist oder nicht – von einer Fachärztin durchgeführt, und in der Regel dominiert der medizinisch-technische Aspekt. Frauen, die dieses Modell vorziehen, können ergänzend Hebammenhilfe in Anspruch nehmen in Form von Beratungen, Hilfe bei Beschwerden oder Kursen.

Die kontinuierlichste Betreuung finden Sie in der Regel mit dem ersten oder dem dritten Modell, wo nur eine Berufsgruppe mit ihrem jeweiligen Focus die Untersuchungen durchführt und die andere Berufsgruppe ergänzend tätig ist. Kostengünstiger ist dies ebenfalls. Was in Ihrem Fall der beste Weg ist, können natürlich nur Sie allein entscheiden. Es ist immer gut, bei der Entscheidungsfindung auf Ihren Bauch zu hören (um den geht es ja auch) und dann festzustellen, mit welchem Betreuungsmodell Sie sich am sichersten und wohlsten fühlen.

Was ist das Besondere am deutschen Modell der Schwangerenvorsorge?

Es ist mit Sicherheit eines der teuersten und aufwändigsten Modelle auf der Welt. Deutschland hat den weltweit ausführlichsten Mutterpass und ist das einzige Land, in dem drei Routine-Ultraschalluntersuchungen in der Schwangerschaft empfohlen werden. In anderen Ländern ist es meist nur eine Routine-Ultraschalluntersuchung. Weitere Untersuchungen werden nur bei auffälligen Verläufen durchgeführt.

Die in den so genannten Perinatalstatistiken zusammengefassten kindlichen und mütterlichen Krankheits- oder Sterbefälle hingegen erreichten in Deutschland erst vor ca. zehn Jahren das Niveau der z.B. skandinavischen Länder. Was zum einen auch daran liegt, dass durch die massiv angestiegene Inanspruchnahme der Pränataldiagnostik viele Kinder, die krank oder behindert geboren worden wären und teilweise auch nach der Geburt gestorben oder krank geblieben wären, aus dieser Statistik durch den Abbruch der Schwangerschaft nun herausfallen, wodurch sie natürlich besser wird. Ebenso ist die Neugeborenenintensivmedizin (Neonatologie) so weit fortgeschritten, dass viele sehr kleine Frühchen so lange leben, dass sie außerhalb der Zeit sterben, die diese Statistik umfasst (Schwangerschaft, Geburt und erste sieben Lebenstage). Die Interpretation solcher großen Statistiken ist daher mit einiger Vorsicht zu genießen.

In Skandinavien und des Niederlanden ist es normal, dass die gesamte Schwangerenvorsorge von Hebammen durchgeführt wird (vereinzelt von praktischen Ärzten) und nur bei Auffälligkeiten eine Gynäkologin hinzugezogen wird. Dies ist kostengünstig und effektiv.

Trotz massiver Zunahme von diversen Untersuchungen in den 90er-Jahren ist sowohl die Perinatalstatistik als auch die Rate an Frühgeborenen in Deutschland konstant geblieben. Ein Mehr an Technik und Untersuchungen ist nicht gleich einem Mehr an Sicherheit und Qualität.

Was heißt Hebammenhilfe?

Eine Hebamme ist speziell für die Begleitung dieser weiblichen physiologischen Lebensphase ausgebildet. Während sich andere Berufsgruppen in der Regel auf die Mutter (Gynäkologin) oder auf das Kind (Kinderärztin) konzentrieren, ist die Hebamme für Mutter und Kind in dieser Zeit zuständig. Sie sieht Mutter und Kind als Einheit. Eine Hebamme betrachtet Schwangerschaft, Geburt und Wochenbett als physiologischen, d.h. naturgegebenen Vorgang.

→ **Die Arbeit der Hebamme umfasst:**

Schwangerenvorsorge
Jede Schwangere kann direkt Kontakt mit einer Hebamme aufnehmen. Eine Überweisung ist nicht nötig. Im Rahmen ihrer Tätigkeit kann sie alle Untersuchungen durchführen, die zur Beobachtung eines normalen Schwangerschaftsverlaufs erforderlich sind.
- Feststellen der Schwangerschaft und Ausstellen des Mutterpasses
- Ausstellen von Bescheinigungen z.B. für Arbeitgeber oder Krankenkasse
- Ertasten der Größe und der Lage des Kindes
- Abhören der kindlichen Herztöne
- Einbeziehung der Kindsbewegungen
- Blutdruckmessung
- Blut- und Urinuntersuchungen
- Beobachtung des Allgemeinbefindens
- Eintragung sämtlicher Untersuchungen in den Mutterpass
- Veranlassung von weiterführenden Untersuchungen bei abweichenden Befunden oder auf Wunsch der Schwangeren z.B. zur vorgeburtlichen Diagnostik

Beratung
- zu Ernährung, Reisen, Sexualität, Sport, Stillen, Säuglingspflege etc.
- zu Pränataldiagnostik (z.B. Ultraschall, Amniozentese)
- bei festgestellter kindlicher Krankheit oder Behinderung
- zur Wahl von bestimmten Kursen und des Geburtsortes
- zu Erfahrungen früherer Geburten
- bei Ängsten in Bezug auf die Schwangerschaft oder die Geburt
- zur Familienplanung

Geburtsvorbereitung

Hebammen bieten Geburtsvorbereitung als Paarkurs, Frauenkurs oder als Einzelgeburtsvorbereitung an.

Geburtshilfe

Geburtshilfe ist eine den Hebammen vorbehaltene Tätigkeit, d. h. jeder Arzt ist verpflichtet, zur Geburt eine Hebamme hinzuzuziehen. Die Hebamme dagegen muss –vom Gesetz her – den Arzt nur bei auftretenden Komplikationen hinzuziehen.

Hebammen leisten Geburtshilfe als freiberufliche Hebammen in der Hausgeburtshilfe, in Geburtshäusern oder Praxen und als Beleghebammen in einer Klinik. Sie führen in der Regel auch die Erstuntersuchung des Neugeborenen durch und versorgen die Frau ggf. mit einer Dammnaht. Als angestellte Hebammen helfen sie den Gebärenden bei der Geburt in Kliniken.

Wochenbett

Jede Wöchnerin hat in den ersten zwei Monaten nach der Geburt Anspruch auf Hebammenhilfe. Die Hebamme kann in dieser Zeit bis zu 26 Hausbesuche bzw. Telefonberatungen durchführen. Bei Stillschwierigkeiten kann die Hebamme auch nach den zwei Monaten noch während der gesamten Stillperiode ihre Hilfe anbieten.
Wochenbettbetreuung heißt:

- Förderung der Mutter-Kind-Beziehung und Begleitung der Familie
- Unterstützung des Stillens und Vorbeugung von Milchstau oder Brustentzündungen
- Beratung zur Säuglingsernährung bei nicht stillenden Müttern
- Beobachtung der Gebärmutterrückbildung
- Pflege einer evtl. Dammverletzung (nach Dammriss oder -schnitt) oder Kaiserschnittnarbe
- Beginnende Beckenbodenschulung
- Beobachtung des kindlichen Trinkverhaltens und der körperlichen Entwicklung
- Pflege des Neugeborenen
- Pflege des Nabels
- Vorbeugung der Neugeborenengelbsucht
- Hilfe bei Blähungen, wundem Po oder anderen ersten Schwierigkeiten

Rückbildungsgymnastik

Vorwiegend in Kursen wird angeboten: der Umgang mit dem Beckenboden und Übungen zu dessen Stärkung, später auch Bauch- und Gesäßmuskeltraining

Muss ich die Hebammenhilfe selbst bezahlen?

Jede Schwangere hat Anspruch auf Hebammenhilfe. Sie ist gesetzlich geregelt, und die Kosten werden somit von den gesetzlichen Krankenkassen übernommen. Lediglich einige private Krankenversicherungen haben einzelne Posten der Gebührenordnung ausgeklammert (z.B. Geburtsvorbereitung). Wenn Sie privat krankenversichert sind, sollten Sie sich zu Beginn der Hebammenbetreuung eine schriftliche Kostenübernahmebestätigung einholen.

Kursangebote, die über die oben genannten geburtshilflichen Angebote hinausgehen, wie z.B. Yoga oder Babymassage, müssen in der Regel selbst gezahlt werden.

Wenn Sie sich für eine individuelle Geburtsbegleitung durch eine freiberufliche Hebamme entscheiden, fällt eine so genannte Rufbereitschaftspauschale an, die nur auf Kulanzbasis von einigen wenigen Krankenkassen übernommen wird. Rufbereitschaft bedeutet, dass Sie – unabhängig davon, ob Sie mit „Ihrer" Hebamme Ihr Kind zu Hause, in einem Geburtshaus oder in der Klinik bekommen – die freiberufliche Hebamme bei Geburtsbeginn jederzeit erreichen können. Der Geburtsbeginn ist ja im Vorfeld nicht abzusehen. Die Höhe dieser Pauschale ist regional sehr unterschiedlich. In Berlin beträgt sie zurzeit ca. € 200,–. Mit den eigentlichen geburtshilflichen Leistungen hat diese Pauschale nichts zu tun. Die werden natürlich von den Kassen übernommen.

Sind Hebammenvorsorgen sicher?

Kontrollierte Studien zu diesem Thema, die im Rahmen der EBM (s. S. 31) herausgegeben wurden, kamen zu eindeutigen Aussagen. Werden die verschiedenen Modelle der Schwangerenvorsorge verglichen, so erzielt das Modell, wo ausschließlich die Hebamme die Schwangerenvorsorgeuntersuchungen durchführt, das beste Ergebnis. Frauen, die in qualifizierter Hebammenbetreuung sind und die nur bei auftretenden Komplikationen zu einer Ärztin überwiesen werden, „schneiden" in vielen Punkten viel besser ab als Frauen, die das gängige Modell vorziehen bzw. die Vorsorgen im Wechsel machen lassen. Durch die Hebammenvorsorgen wurde der Einsatz von Wehen fördernden Mitteln, Schmerz stillenden Maßnahmen, Saugglocken- und Zangengeburten sowie Dammschnitten reduziert. Die Hebammenbetreuung in der Schwangerschaft führte dazu, dass weniger Kinder mit einem Geburtsgewicht unter 2500 g geboren wurden und weniger Kinder kinderärztlicher Betreuung bedurften. Auf viele psychosoziale Probleme wirkte sie sich ebenfalls sehr günstig aus.

Mit Etablierung dieser Vorsorgevariante werden gesunde Schwangere optimal von den dafür ausgebildeten Spezialistinnen, den Hebammen,

betreut und Schwangere mit Komplikationen gezielt von den dafür ausgebildeten Spezialisten, den Gynäkologinnen, behandelt. Diese sehr guten
Ergebnisse haben selbst die Hebammen überrascht.

Was unterscheidet Hebammenvorsorge von der Vorsorge bei einer Fachärztin?

Das Ziel einer Hebamme ist es, die Frauen / Paare zu begleiten und zu
stärken, sodass sie einen guten Start in ihr Familie-Sein haben. Ihr medi-
zinisches Hintergrundwissen dient ihr dazu, eventuelle Abweichungen zu
erkennen und gezielt weiter zu überweisen. In der Regel haben Hebammen
mehr Zeit für die Vorsorgeuntersuchungen, sodass viele Fragen geklärt und
auch Ängste oder Probleme angesprochen werden können. Sie hilft Ihnen
bei Beschwerden, bereitet Sie auf die Geburt und Ihr Mutter- / Elternsein vor.
Ferner besteht die Möglichkeit von Hausbesuchen. Die Hebamme beobachtet das Wachstum Ihres Kindes mit ihren Händen. Sie tastet Ihren Bauch ab,
um die Lage des Lage des Kindes ermitteln zu können, und misst ihn mit
dem Zentimetermaß ab. Die Selbsteinschätzung der Frau ist ihr wichtig, da
sie weiß, dass in der Regel niemand so gut wie die Schwangere selbst ihre
Situation und das kindliche Befinden einschätzen kann. Die Unterstützung
Ihrer Eigenverantwortlichkeit und Ihrer Kompetenz liegt ihr am Herzen.

Die Betreuung ist dadurch individueller und von ihrem Ansatz her auch
ganzheitlicher, d. h. Sie können von ein und derselben Hebamme vor und
nach der Geburt intensiv betreut werden, bei einer Haus- oder Beleggeburt
auch während der Geburt (s. S. 137–139).

Wo bekomme ich Adressen von Hebammen oder Ärztinnen?

Adressen von Hebammen erhalten Sie bei den beiden Hebammenverbänden
(s. S. 171), von dem jeweiligen Hebammenlandesverband, je nach Region
auch über Hebammenlisten z. B. in Apotheken, Kinderläden, Frauenbuch-
läden, Ihrer Krankenkasse, Bezirksämtern, Beratungsstellen wie örtlichen
Frauengesundheitszentren oder *Pro Familia, Caritas* etc., Kliniken oder
Arztpraxen ausliegend.

Über Beratungsstellen oder die regionale kassenärztliche Vereinigung
können Sie Adressen von Ärztinnen erhalten, die Akupunktur, anhroposo-
phische Medizin, Homöopathie o. Ä. praktizieren.

Oder Sie hören sich in Ihrem Bekannten-, Kolleginnen- oder Freundes-
kreis um. Allerdings muss die Hebamme Ihrer Freundin nicht unbedingt
auch für Sie die ideale Hebamme sein.

Wie finde ich die Hebamme oder Ärztin, die zu mir passt?

Entweder Sie vereinbaren einen Beratungstermin mit einer Hebamme, die Sie über die Angebote und Möglichkeiten vor Ort aufklärt, oder Sie überlegen vorher, was Sie gern möchten, und suchen dann die entsprechende Hebamme. Sie können ärztliche Vorsorgen in Anspruch nehmen, zur Geburt in eine Klinik gehen und sich nur für die Zeit danach eine Hebamme zur Wochenbettbetreuung suchen. Zusätzlich können Sie Kurse bei einer Hebamme besuchen. Falls Sie Vorsorgeuntersuchungen bei einer Hebamme in Anspruch nehmen möchten, müssen Sie überlegen, ob Sie dies im Wechsel mit Ihrer Ärztin oder ausschließlich mit einer Hebamme möchten. Falls Sie sich für eine Geburtsbegleitung durch eine persönliche Hebamme zu Hause, im Geburtshaus oder einer Klinik entscheiden, sollten Sie sich so früh wie möglich bei entsprechenden Hebammen melden. Ideal wäre es, sobald Sie wissen, dass Sie schwanger sind. Geburtsbegleitende Hebammen sind meistens sehr schnell ausgebucht. Da die Hebammen in der Regel auch unterschiedlich arbeiten, müssen Sie selbst schauen, welche Vorstellungen Sie haben und welche Hebamme am besten passt. Falls Ihre Ärztin eine Hebamme in ihrer Praxis hat oder eine freiberufliche Hebamme mit einer bestimmten Praxis kooperiert, können Sie sich natürlich trotzdem eine davon unabhängige Hebamme oder Ärztin suchen. Dies muss für Sie nicht unbedingt die ideale Kombination sein. Auch wenn Sie Ihre Ärztin wechseln wollen oder eine andere Hebamme als beim ersten Kind möchten, ist dies in Ordnung. Viele Frauen haben Probleme damit, dies in der Schwangerschaft zu tun. Hören Sie auf Ihr Gefühl und gestalten Sie Ihre Betreuung so, wie Sie es sich wünschen. So häufig werden Sie vermutlich nicht schwanger sein im Leben. Vergeben Sie keine Chancen! Sie haben freie Hebammen- und Ärztinnenwahl.

Was besagt das Mutterschutzgesetz?

Das Gesetz schützt Schwangere und Wöchnerinnen vor Gesundheitsgefahren am Arbeitsplatz, Verdiensteinbußen und Kündigung. Jede Arbeitnehmerin und Auszubildende hat einen Anspruch darauf. Der Arbeitgeber muss dafür Sorge tragen, dass die Schwangere

- nicht durchgehend stehen oder sitzen muss
- nicht mit Chemikalien, Gasen, Strahlen oder Körperflüssigkeiten (z. B. Blut) hantiert
- keine schwere körperliche oder Akkordarbeit leistet
- nicht mehr als ca. fünf Kilo hebt.

Bei Differenzen mit dem Arbeitgeber wenden Sie sich bitte an Ihr zuständiges Landesamt für Arbeitsschutz. Wenn die ausgeübte Tätigkeit grundsätzlich nicht mit einer Schwangerschaft zu vereinbaren ist, kann durch eine ärztliche Bescheinigung eine vorläufige Berufsunfähigkeit attestiert werden. Nachtarbeit, Mehr- und Sonntagsarbeit sind ebenso untersagt wie Kündigungen in der Schwangerschaft oder in den ersten vier Monaten nach der Geburt. Die Lohnfortzahlung zu den Bedingungen, die vor der Schwangerschaft gegeben waren, muss gesichert sein. Freistellungen sind möglich, damit die Schwangere zu den Vorsorgeuntersuchungen gehen kann. In den Schutzfristen erhält die Frau von der Krankenkasse das so genannte Mutterschaftsgeld. Hierfür müssen Sie frühestens sieben Wochen vor dem errechneten Termin eine von Ihrer Hebamme oder Ärztin ausgestellte Bescheinigung über den voraussichtlichen Entbindungstermin bei Ihrer Krankenkasse einreichen. Diese meldet es dann dem Arbeitgeber weiter.

Die Mutterschutzfrist beginnt sechs Wochen vor dem errechneten Termin und endet acht Wochen nach der erfolgten Geburt. Bei Frühgeborenen rechnet man zwölf Wochen nach der Geburt plus die Zeit, die der Frau von ihrem Mutterschutz vor der Geburt noch fehlte.

Auf die Schutzfrist während der Schwangerschaft kann die Frau verzichten, darf dies aber jederzeit widerrufen. Die Schutzfrist nach der Geburt muss eingehalten werden. Nur wenn ein Kind tot geboren wurde oder stirbt, kann die Wöchnerin, wenn sie will, schon früher wieder arbeiten gehen.

Da es auch immer Ausnahmen gibt, ist es sinnvoll, wenn Sie ein aktuelles Mutterschutzgesetz in einer Beratungsstelle, einer entsprechenden Behörde oder direkt vom *Bundesministerium für Familie* kostenlos anfordern (Adresse s. S. 173) oder sich bei Ihrem Bezirksamt/Rathaus informieren.

Wie funktioniert das mit dem Erziehungsgeld?

Erziehungsgeld (ErzG) ist eine Leistung des Bundes und soll, zusammen mit der Elternzeit, Eltern ermöglichen, sich in der ersten Zeit intensiv um ihr Kind zu kümmern. Das Mutterschaftsgeld wird auf das ErzG angerechnet. Es beträgt monatlich ca. 307 € und ist abhängig vom elterlichen Einkommen.

Die Einkommensgrenzen in den ersten sechs Monaten liegen für Eltern mit einem Kind bei ca. 51 000 € und für Alleinerziehende mit einem Kind bei ca. 38 300 €. Ab dem siebten Lebensmonat liegen sie für Eltern mit einem Kind bei ca. 16 340 € und erhöhen sich ab jedem weiteren Kind um 3 140 €.

Für Alleinerziehende liegen sie bei einem Kind bei ca. 13 500 € und erhöhen sich ab jedem weiterem Kind im selben Maß wie oben. Bei Überschreiten dieser Grenzen reduziert sich das Erziehungsgeld entsprechend.

Es besteht die Möglichkeit, Erziehungsgeld statt für zwei Jahre nur für ein Jahr in Anspruch zu nehmen. Dadurch erhöht sich der monatliche Betrag auf ca. 460 €.

Der dreijährige Erziehungsurlaub kann seit 2001 von beiden Elternteilen gleichzeitig in Anspruch genommen werden. Mit Erlaubnis des Arbeitgebers kann ein Jahr der Elternzeit auf eine andere Zeit bis zum achten Lebensjahr des Kindes gelegt werden.

Die Anmeldefrist für die Elternzeit beträgt sechs Wochen nach der Mutterschutzfrist, in anderen Fällen acht Wochen. Die zulässige Teilzeitarbeit beträgt 30 Stunden, für beide Partner gemeinsam 60 Stunden. Es besteht ein Anspruch auf Arbeitszeitverringerung von 15 bis 30 Wochenstunden.

Ausführliche Informationen zum aktuellen Erziehungsgeld entnehmen Sie bitte der Gesetzesbroschüre, die Sie beim *Bundesministerium für Familie* (s. S. 173) kostenlos erhalten.

Was ist zu beachten, wenn ich allein erziehend bin?

Alleinerziehende können sich an die *Bundesstiftung für Mutter und Kind* wenden, wenn sie finanzielle Unterstützung brauchen. Wenn Sie sich darüber informieren wollen, sollten Sie während Ihrer Schwangerschaft möglichst früh eine Beratungsstelle aufsuchen.

Kontakt zum *Verband allein erziehender Mütter und Väter* (s. S. 171) oder auch zu Gruppen vor Ort kann nützlich sein. Kontakt zu anderen werdenden Müttern, je nach Ihrem familiären Umfeld, ist oft eine gute Hilfe nach der Geburt, wenn abwechselndes Babysitten eine Entlastung sein kann.

Frauen, die eine Haus- oder ambulante Geburt planen, sollten mindestens einen vertrauten Menschen haben, der die Geburt begleitet und die erste Nacht nach der Geburt bei der jungen Mutter verbringt. Für allein erziehende Wöchnerinnen kann die Krankenkasse bei einer ambulanten Geburt eine Haushaltshilfe über die obligatorischen sechs Tage hinaus finanzieren. Eine Bescheinigung hierüber erhalten Sie von Ihrer Wochenbetthebamme oder Ärztin.

Vaterschaftsanerkennung – wie und wozu?

Wenn Sie und der Vater des Kindes nicht verheiratet sind, können Sie auch schon vor der Geburt gemeinsam mit ihm beim Jugendamt oder bei einem Notar (bei ihm ist es kostenpflichtig) die Vaterschaftsanerkennung – bei Schwierigkeiten mit Amtsbeistand – beantragen. Der Vater des Kindes ist z. B. bei mittellosen Frauen in der Zeit des Mutterschutzes (insgesamt 14 Wochen) unterhaltspflichtig. Er erscheint offiziell auf der Geburtsurkunde des Kindes und das gemeinsame Sorgerecht kann in die Wege geleitet werden. Die Vaterschaftsanerkennung kann sehr wichtig sein, wenn Ihnen etwas passiert oder Sie z. B. durch eine schwere Operation längere Zeit nicht ansprechbar sind. Das Kind wäre juristisch einfach vaterlos. Er würde keine Auskünfte über das Kind bekommen und könnte auch medizinische Eingriffe am Kind nicht ablehnen. Eine Amtsvormundschaft würde bestimmt, wodurch es schwierig für den Vater wäre, an sein Kind heranzukommen.

Typische Schwangerschaftsbeschwerden und was Sie dagegen tun können

Wenn du die Vollkommenheit aller Dinge, so wie sie sind, erkennst, wird alles, was geschieht, gut für dich sein. Die Welt wird niemals schön sein, es sei denn, du bist bereit, die Schönheit der Welt zu erkennen. Was du erlebst, hängt davon ab, wie du die Welt betrachtest. Wenn du sie kritisch betrachtest, erscheint das Leben verwickelt und leer. Wenn du die Welt mit offenem Herzen und Verstand betrachtest, erhält das Leben Würze und Bedeutung.
PAUL FERRINI

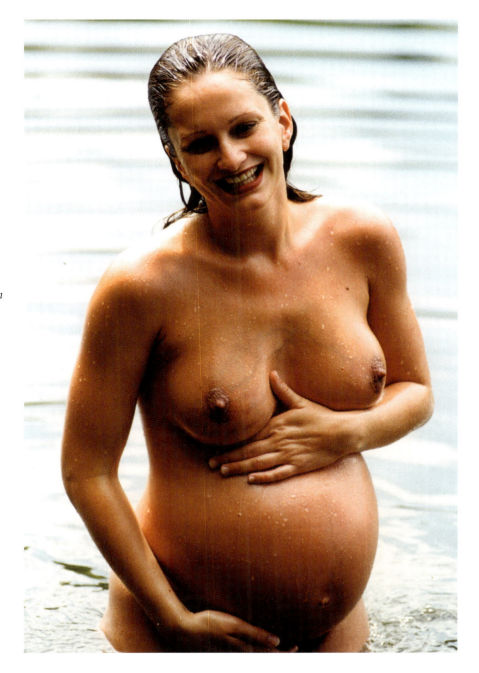

Wieso gibt es überhaupt Beschwerden bei einem natürlichen Vorgang wie einer Schwangerschaft?

Ihr Körper und die Plazenta produzieren nun Hormone, die dafür sorgen, dass die Schwangerschaft aufrechterhalten wird und später auch die Geburt und das Stillen erfolgreich ablaufen werden.

Diese Hormone (Östrogen, Progesteron, Kortison, Adrenalin, Noradrenalin, Endorphine u. a.) wirken natürlich auf den gesamten Organismus und lösten dort Veränderungen aus – angenehme und unangenehme. Die Muskulatur und die Knochen-Knorpelgelenke werden aufgelockert, d. h. Sie spüren Ihr Becken viel mehr als vorher. Es kann bei bestimmten Bewegungen schmerzen, oder Sie haben Kreuzbeinbeschwerden. Vielleicht entstehen Krampfadern und Hämorrhoiden, oder Sie leiden an Sodbrennen, Verdauungsbeschwerden, Wassereinlagerungen, Zahnfleischbluten und Harnwegsbeschwerden. Hautveränderungen wie Ekzeme oder Unreinheiten sind ebenso normal wie die Verschönerung der Haut oder das Verschwinden von allergischem Asthma in der Schwangerschaft. Durch den erhöhten Flüssigkeitsbedarf wird die Haut aber meist trockener.

All diese Unpässlichkeiten sind eigentlich ein gutes Zeichen. Sie sagen, dass Ihr Körper die Schwangerschaft aufrecht erhält und alles so läuft, wie es soll. Also eigentlich eher ein Grund zur Freude. Falls die Freude aber irgendwann nicht überwiegen sollte und Sie stattdessen diese Beschwerden als belastend empfinden, können Ihnen viele Maßnahmen, von denen ich Ihnen eine Auswahl vorstelle, Linderung verschaffen. Natürlich wirkt nicht jedes Mittelchen bei jeder Frau gleich. Sinnvoll ist es, einfach auszuprobieren, welches Ihnen am besten hilft.

Akupunktur und klassische Homöopathie sollten Sie nur gemeinsam mit einer dafür ausgebildeten Hebamme, Heilpraktikerin oder Ärztin anwenden, da sie sonst mehr Schaden als Nutzen bewirken. Lediglich einige wenige Tiefpotenzen haben sich bei bestimmten Symptomen bewährt.

Auch ist es sinnvoll, einige Beschwerden abklären zu lassen, um evtl. abweichende Verläufe nicht zu übersehen.

Ausfluss aus der Scheide

In der Schwangerschaft wird durch die Hormonumstellung mehr Scheidensekret gebildet. Es bewirkt zum einen, dass Keime, die nicht in die Scheide gehören, besser rausgespült werden, und zum anderen macht es die späteren Geburtswege noch geschmeidiger. Sie können das vermehrte Sekret also eigentlich gut finden. Der Ausfluss ist in der Regel wässrig, weißlich oder hellgelb. Der Geruch ist unauffällig, meist – bedingt durch die vorherrschenden Milchsäurebakterien – etwas säuerlich. Einige Frauen fühlen sich an den Geruch von Butter oder Joghurt erinnert. Durch die individuellen

Duftnoten, die jede Frau besitzt, gibt es da aber reichlich Variationsmöglichkeiten.

Knapp sitzende Slips, enge Hosen (s. S. 75/76) oder aggressive Waschmittel sollten vermieden, Wäsche aus Naturfasern bevorzugt werden.

Wenn der Ausfluss juckt, beißt, stark riecht oder farblich sehr vom gewohnten Bild abweicht, könnte eine Infektion vorliegen. In diesem Fall wäre ein Vaginalabstrich sinnvoll. Beziehen Sie dann auch Ihren Partner ein. Scheuen Sie sich nicht, ihn auf die erhöhte Bedeutung von Hygienemaßnahmen aufmerksam zu machen. Evtl. muss vorübergehend ein Kondom beim Sex verwendet werden, auch wenn Sie vielleicht froh waren, dies nun endlich nicht mehr zu benötigen.

Bauchnabelempfindlichkeiten

Durch die wachsende Gebärmutter wird Ihr Bauchnabel im Laufe der Schwangerschaft vielleicht nach außen gestülpt, wodurch er sämtlichen Berührungen ausgesetzt ist. Da er das vorher nicht gewohnt war, ist die Haut dort natürlich sehr empfindlich. Außerdem laufen sehr viele Nerven am Bauchnabel als Geflecht zusammen.

Hier können Sie versuchen, durch Auftragen einer verdünnten Calendula-Essenz von Weleda oder Wala oder gutes Lavendel-Öl in Form einer kleinen Läppchenauflage Linderung zu erzielen. Auch Seidenpuder von Dr. Hauschka ist empfehlenswert.

Eisenmangel

Wirklicher Eisenmangel tritt sehr selten auf und zeigt sich daran, dass Sie einen niedrigen Hämoglobinwert und zu kleine oder schlecht mit Eisen gesättigte rote Blutkörperchen (Hb, MCV, HbE) haben. Um dies festzustellen, wird ein Blutbild durchgeführt. Ein einzelner Hb-Wert ist nicht aussagekräftig und sollte nie Grund für eine Therapie sein (s. S. 78). Dies wird leider meist nicht berücksichtigt.

Sie sollten auf einen eisenreichen Speiseplan achten (s. S. 21), da der Körper das Eisen aufnimmt, was er benötigt, dadurch werden eine Überdosierung und die damit verbundenen Komplikationen für das Kind vermieden.

Die „Verdünnung" des Blutes in der Schwangerschaft ist normal und wichtig für die Plazentadurchblutung (s. S. 78). Die Eisenaufnahme ist verringert, wenn Sie unter Stress stehen und/oder viel Nikotin, Kaffee, schwarzen und grünen Tee aufnehmen.

Falls wirklich ein Eisenmangel vorliegt, können Sie vor den Mahlzeiten Anaemodoron-Tropfen von Weleda zu sich nehmen; das fördert die Eisenaufnahme. Die Einnahme von Ferrum phosphoricum D6 Tabletten von Schüssler über etwa vier Wochen dreimal täglich vor den Mahlzeiten unterstützt ebenfalls die Eisenaufnahme aus der Nahrung.

Kräuterblutsaft oder Neukönigsförder Mineraltabletten enthalten Eisen und sind besser verträglich als die meisten Eisenpräparate. Falls Sie eine ausgeprägte Anämie haben sollten, kann es sinnvoll sein, für vier Wochen ein gutes Eisenpräparat einzunehmen, das sich erst im Dünndarm auflöst und gut vertragen wird. 100 mg zweiwertiges Eisen täglich wären sinnvoll. Grundsätzlich sollten alle Maßnahmen aber nur bei auffälligen Blutbildwerten angewandt werden. Die Behandlung sollte gut vier Wochen vor der Geburt beendet sein, damit keine Blutungsneigung durch Überstimulation provoziert wird. Aber auch hier sollte die individuelle Betrachtung im Vordergrund stehen.

Harnwegsbeschwerden

Durch die Schwangerschaftshormone wird die Muskulatur in der Harnwegen weit gestellt. Dadurch kann es schneller passieren, dass Bakterien in die Harnröhre und somit in die Harnblase gelangen und dort leichte Irritationen oder eine Entzündung verursachen. Um einer Entzündung vorzubeugen, ist es ratsam, mindestens zwei Liter Flüssigkeit am Tag zu sich zu nehmen – im Idealfall in Form von Wasser. Häufiges Wasserlassen, um immer wieder die Harnröhre zu spülen, sowie Unterwäsche aus Naturfasern, die das Bakterienwachstum nicht unterstützt, ist ebenso sinnvoll wie eine nicht allzu zuckerreiche Ernährung.

Bei beginnenden Beschwerden kann die kurzfristige Einnahme von Blasentee oder Bärentraubenblättertee sinnvoll sein. Dies sollte allerdings mit der betreuenden Hebamme oder Ärztin abgesprochen werden. Die Flüssigkeitszufuhr sollte dann auf alle Fälle mindestens drei Liter am Tag betragen. Hilfreich wirkt auch das Warmhalten der Nierenregion und der Füße.

In der Vorsorge wird erstmal anhand des Urin-Eiweiß-Testes überprüft, ob es zu einer Entzündung gekommen ist. Dieser Test ist zwar nicht sehr genau, aber ein weiteres Mosaiksteinchen im Ganzen. Weitere Tests können sich bei Verdacht noch anschließen. Harnwegsinfekte sollten frühzeitig behoben werden – besser gar nicht erst entstehen –, da sie vorzeitige Wehen auslösen können.

Hautjucken

Trockene Haut, Hautjucken oder Ekzeme können in der Schwangerschaft, bedingt durch die Hormonumstellung, auftreten. Allergische Reaktionen durch Pflegemittel oder Kleidung kommen als mögliche Ursachen hinzu.

Falls der Grund für Ihre Beschwerden eine zu geringe Flüssigkeitsaufnahme ist, sollten Sie einfach mehr trinken, weil die Schlackenstoffe dann besser abtransportiert werden. All das ist beschwerlich, aber harmlos. Hilfreich können sein

- Ringelblumensalbe
- ein Bad in Totem-Meer-Salz
- Seidenpuder von Dr. Hauschka
- Einreibungen mit Geranienöl in einem Basisöl (ein Tropfen auf 10 ml pflanzliches Basisöl)
- klassische Homöopathie
- Akupunktmassage

Nicht mehr harmlos, aber glücklicherweise noch nicht einmal ein Prozent der Schwangeren betreffend ist der *Pruritus gravidarum*, ein massiver Juckreiz gegen Ende der Schwangerschaft. Er wird ausgelöst durch einen Anstieg der Gallensäuren im Blut, verursacht durch eine Abflussbehinderung der Gallenflüssigkeit. Für diese so genannte Cholestase gibt es keine Linderungsmöglichkeit. Bei massivem Leidensdruck kann nur durch Geburtseinleitung die Schwangerschaft beendet werden, was allerdings sorgsam abgewogen werden sollte, da es einen massiven Eingriff in den natürlichen Ablauf darstellt.

Ischiasbeschwerden

Ischiasbeschwerden treten meist erst gegen Ende der Schwangerschaft auf, gelegentlich aber auch schon in der ersten Schwangerschaftshälfte. Der Ischiasnerv, der sich durch das Becken ins Bein und weiter bis zu den Zehen zieht und dessen Verlauf Sie bei Beschwerden evtl. ganz eindeutig spüren, ist aber gar nicht so häufig die Ursache für die schnelle Diagnose „Ischiasbeschwerden", wie man annehmen möchte.

Durch die Auflockerung der Ileosacralgelenke (Knochen-Knorpelverbindungen) im Becken haben viele Frauen zunehmende Beschwerden im Kreuzbeinbereich. Besonders deutlich sind die Schmerzen in Rückenlage oder beim Autofahren. Häufig werden sie auch mit Mutterbandschmerzen verwechselt (s. S. 48). Die Frauen, die vor der Schwangerschaft schon Ischiasbeschwerden hatten, wissen in der Regel sehr genau, wenn diese Beschwerden erneut auftreten, worum es sich hier handelt.

Hier helfen gymnastische Übungen im Vierfüßlerstand, Schwimmen und evtl. Arbeits-Entlastung.

Einigen Frauen hilft Wärmeanwendung , anderen hilft es gerade nach gymnastischen Übungen, den Ischiasnerv zu kühlen.

Als Einreibungen können verwendet werden Aconit-Nervenöl von Wala oder Kreuzbein-Ischiasöl von Stadelmann. Klassische Homöopathie, Akupunktmassage oder craniosacrale Therapie haben sich ebenfalls bewährt. Massive Beschwerden sollten Sie natürlich abklären lassen.

Krampfadern und Hämorrhoiden

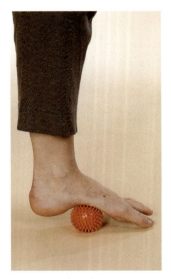

Fußmassage mit dem Igelball

Da Ihr Blutvolumen durch die Schwangerschaft erhöht ist (s. S. 19) und alle Gefäße weitgestellt sind, kann es häufig zu Krampfadern und Hämorrhoiden kommen.

Bei diesen Beschwerden ist es wichtig, auf eine ausreichende Flüssigkeitszufuhr, ballaststoffreiche Ernährung und Bewegung zu achten. Wenn Sie Krampfadern haben, sollten Sie die Beine beim Sitzen nicht übereinander schlagen und einschnürende Kleidung vermeiden.

Duschen Sie die Beine morgens und abends im Wechsel warm und kalt mehrmals ab, und hören Sie mit kalt auf. Das fördert den Blutrückfluss ebenso wie das gelegentliche Hochlegen der Beine und z. B. eine Fußmassage mit dem Igelball.

Bei ausgeprägterer Krampfadernbildung können Stützstrümpfe angeraten sein. Sie müssen genau angepasst werden. Ihre Krankenkasse zahlt Ihnen in der Schwangerschaft zwei Paar Strümpfe, wenn Sie ein ärztliches Rezept vorlegen. Achten Sie beim Anziehen darauf, dass Ihre Beine nicht feucht oder frisch eingecremt sind, denn die sehr festen Strümpfe sind dann leider schwer anzuziehen. Am Ende der Schwangerschaft empfiehlt es sich ohnehin, sich beim Anziehen von Stützstrümpfen helfen zu lassen. An sehr heißen Tagen können Sie tagsüber ruhig mehrmals Ihre bestrumpften Beine abduschen, da die Strümpfe sehr schnell trocknen. Dies verschafft eine angenehme Abkühlung zwischendurch, weil Sie in den festen Strümpfen doch stärker schwitzen.

Bei Krampfadern und Hämorrhoiden können Sie unterschiedliche Rezepturen zur Unterstützung des Blutrückflusses anwenden.

Zum täglichen Einreiben eignet sich:
- das Hauttonikum von Weleda
- das Krampfadernöl Stadelmann
- Arnika-Kneipp-Salbe
- Salben, die Hamamelis enthalten wie z. B. Hametum
- Venostasinsalbe mit Rosskastanienextrakt
- Zypressenöl oder ein pflanzliches Basisöl Ihrer Wahl, dem Sie ein reines Zypressenöl zusetzen (3–5 Tropfen auf 10 ml Basisöl)
- Retterspitzsalbe können Sie zum Einreiben verwenden oder als äußerliche Tinktur zum Auftragen. Direkt aus dem Kühlschrank, pur auf ein Stofftaschentuch aufgetragen und aufgelegt, ist es besonders angenehm nach dem Arbeitstag (Einwirkzeit mindestens 20–30 Minuten).

Bei der Retterspitzsalbe müssen Sie beachten, dass sie die Wäsche ein wenig färbt.

Speziell bei Hämorrhoiden kann Ihnen helfen:

- Speisequark als Auflage
- Auflagen mit verdünnter Quercus-Essenz von Wala
- Hamamelis-Myrtebalsam von Stadelmann (s. S. 173)
- Retterspitz, äußerlich auf ein Papiertaschentuch gegeben, auf einen Teller gelegt und ins Gefrierfach gestellt, wirkt aufgetragen einmal durch den pflanzlichen Inhaltsstoffe und zusätzlich noch durch die Kälte.
- eine rohe, geriebene Kartoffel, die Sie für mindestens 20–30 Minuten auf ein Taschentuch legen und als Vorlage verwenden. Die Kartoffelstärke wirkt adstringierend.
- Kondome, mit Wasser gefüllt und eingefroren. In ein Taschentuch gehüllt, können Sie sie vor die Hämorrhoide legen, die Kälte wirkt zusammenziehend. Gefrorene Materialien sollten nie direkt auf die Haut gegeben werden, da dies zu Verbrennungen führen kann.
- Als Kräutermixtur: je einen Esslöffel Mariendistel, Löwenzahnwurzel, Lavendelblüte, Schafgarbenblüten und Eisenkraut auf zwei Liter Wasser aufkochen (mit Deckel), ziehen lassen und abseihen. Diese Tinktur in einem Fläschchen kühl lagern, für ein Sitzbad verwenden oder sich nach dem Stuhlgang damit abtupfen.

Es ist grundsätzlich ratsam, nach dem Stuhlgang die Hämorrhoiden abzuduschen, um Reizungen vorzubeugen. Auch hier ist eine ausreichende Flüssigkeitsaufnahme, Beckenbodengymnastik und ballaststoffreiche Kost sinnvoll.

Bei akuten Beschwerden (vorwiegend nach der Geburt) können Sie im Notfall zur Linderung kurzfristig ein Schleimhaut abschwellendes Nasenspray, z. B. Nasivin®, verwenden.

Kurzatmigkeit

Durch das Wachstum der Gebärmutter verschieben sich sämtliche Bauchorgane, und das Zwerchfell kann sich beim Einatmen nicht mehr wie vorher in den Bauchraum hinein ausdehnen und der Lunge Platz machen. Außerdem ist das Blutvolumen erhöht und die Pumpleistung des Herzens gesteigert, dadurch kommt es ganz natürlich zur Kurzatmigkeit.

Linderung verschafft in der Regel bewusstes, langsames Ein- und Ausatmen, um eine Tiefenatmung zu fördern. Förderlich sind beispielsweise bestimmte Entspannung- und Atmungsübungen, die Ihnen Ihre Hebamme zeigen kann, ebenso wie Yoga oder Meditation. Frauen, die vorher Sport getrieben haben, finden es oft hilfreich, ihre gewohnte Sportart in angemessener Weise fortzuführen.

Müdigkeit

Müdigkeit in der Schwangerschaft ist ganz normal. Sie ist eine gute Form des Rückzugs und der Verschiebung der Prioritäten. Am besten ist es, Sie geben dem Gefühl nach und schaffen sich tagsüber kleine Ruhe- oder Schlafphasen, ggf. ermöglicht durch eine Krankschreibung oder, wenn Sie Kinder versorgen müssen, durch eine Haushaltshilfe. Frische Luft, ausgewogene Ernährung und Bewegung sind ebenfalls unterstützend. Sagen Sie sich: Mein Körper vollbringt eine Höchstleistung und braucht meine Hilfe.

Die weit verbreitete Meinung, der Müdigkeit liege ein Eisenmangel zugrunde, trifft sehr selten zu, sollte aber auch in Betracht gezogen werden.

Mutterbandschmerzen

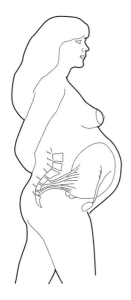

Die Gebärmutter ist an den so genannten Mutterbändern, die ringsherum im Becken befestigt sind, wie ein Ballon im Becken aufgehängt. Viele Frauen verspüren ein Ziehen im Kreuzbein und in den Leisten bis hin in die Oberschenkel. Das ist normal und wird durch die Dehnung der Bänder verursacht, weil die Gebärmutter wächst und ihr Gewicht ja auch zunimmt. Falls es zu schmerzhaft oder unangenehm wird, sollten Sie bedenken, ob Sie vielleicht neben der Schwangerschaft zu großer Anstrengung ausgesetzt sind, und diesen Umstand nach Möglichkeit beheben. Meistens hilft es schon, wenn Sie sich hin und wieder mal hinlegen und ausruhen oder ein entspannendes Bad nehmen. Eine Wärmflasche wirkt ebenfalls entkrampfend.

Sind die Beschwerden so massiv, dass Sie sich kaum bewegen können, sollten Sie das mit Ihrer Hebamme besprechen. Vielleicht hilft es Ihnen, für einen begrenzten Zeitraum alle zwei Stunden eine Messerspitze des Bryophyllum-50-%-Pulvers von Weleda zu nehmen.

Rückenschmerzen

Rückenschmerzen treten in der Schwangerschaft durch die Auflockerung des Beckens und die Gewichtszunahme häufiger auf. Oftmals sind sie aber auch Folge von schlechter Körperhaltung und einseitiger Belastung.

Gutes Beckenbodentraining kann hier zur Stabilisierung und aufrechter Körperhaltung beitragen, ebenso Schwimmen. Auch Gymnastik- und Dehnübungen im Vierfüßlerstand sind hilfreich. Tragen von über Fünf-

Kilo-Lasten sollte Sie vermeiden. Rückenschonendes Gehen und Heben können Sie sich von Ihrer Hebamme oder Krankengymnastin zeigen lassen.

Senkungsbeschwerden

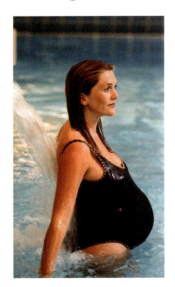

Gerade Frauen, die bereits geboren haben, verspüren häufig schon in der Frühschwangerschaft einen Druck nach unten, gelegentlich gekoppelt mit unwillkürlichem Harnabgang. Beides zeigt eine Beckenbodenschwäche an, die in der Regel nur durch beckenbodenschonendes Verhalten und Gymnastik gemildert werden kann.

Während der Schwangerschaft ist beckenbodenfreundliches Verhalten auf alle Fälle angesagt. Was heißt das? Heben Sie nicht mehr als fünf bis sechs Kilo an, und heben Sie nichts vom Fußboden hoch, da dies eine besonders ungünstige Hebelwirkung hat. Knien Sie sich mit geradem Rücken hin, heben Sie z. B. den Korb auf Ihre Knie, ziehen ihn so dicht wie möglich an Ihre Körpermitte und stehen Sie, während Sie den Beckenboden anspannen, mit geradem Rücken auf. Gewöhnen Sie sich an, nicht breitbeinig dazustehen, sondern eher in Schrittstellung. Während des Treppensteigens oder beim Aufstehen können Sie den Beckenboden immer bewusst anspannen. Beim Niesen oder Husten strecken Sie den Kopf eher nach oben als nach unten – das hilft, auch den Beckenboden zu schließen und nicht zu öffnen. (Bei kleinen Kindern geschieht das meist noch automatisch, bis wir es ihnen abgewöhnen.) Wenn Sie sich gerade auf einen harten Stuhl setzen, merken Sie Ihre Sitzbeinhöcker. Wenn Sie versuchen, diese zu bewegen, trainieren Sie Ihre inneren Beckenbodenschichten, die sehr wichtig sind. Die klassische Fahrstuhlübung, bei der Sie Ihre Scheide nach innen ziehen, erreicht nur die äußerste Schicht des Beckenbodens. Sie sollte nicht forciert trainiert werden, da sie auch zu Scheidenkrämpfen führen kann.

Außerdem können Sie sich Beckenbodenübungen von Ihrer Hebamme zeigen lassen oder Ihre Ärztin um ein Rezept für eine Krankengymnastin bitten, die Beckenbodenschulung anbietet (s. S. 172).

Sodbrennen

In der Schwangerschaft wird der Muskel, der den Mageneingang verschließt, lockerer. Außerdem hat der Magen weniger Platz zur Verfügung. Deshalb leiden einige Frauen mit fortschreitender Schwangerschaft an Sodbrennen, d. h. saurer Speisebrei rutscht aus dem Magen in die Speiseröhre zurück.

Sie können sich helfen, wenn Sie in aufrecht sitzender Position essen

- viele kleine Mahlzeiten zu sich nehmen
- langsam kauen
- das Essen nicht zu heiß, zu kalt oder zu scharf verzehren
- sich nach dem Essen nicht hinlegen, da sonst Mageninhalt in die Speiseröhre rutschen kann.

Die anderen Tipps müssen einfach wieder ausprobiert werden:

- Haferflocken kauen
- ein Glas Milch
- Mandeln, Bananen, Zwieback, Limonade langsam kauen bzw. trinken
- ein Teelöffel Senf
- Basica, ein Mineralstoffpräparat aus dem Reformhaus
- ein Esslöffel Heilerde innerlich mit Wasser, Joghurt oder pur einnehmen

Vielleicht wissen Sie ja auch, was Sie „sauer" macht. Für Entspannung sorgen ist mit Sicherheit immer förderlich.

Bei unerträglichen Schmerzen bietet die Schulmedizin Antacida (Säureblocker) an. Klassische Homöopathie und Akupunktmassage sollten auch in diesem Fall nur gezielt angewandt werden.

Symphysenlockerung

Durch Auflockerung der Knochen-Knorpelgelenke im Becken ist auch die Schambeinfuge, die so genannte Symphyse, aufgelockert, damit das Becken für die Geburt beweglicher wird. Vielleicht merken Sie diese stärkere Auflockerung selbst daran, dass Sie nicht mehr auf einem Bein stehen können. Das kann manchmal Probleme bereiten. Viele Frauen haben Schmerzen beim schnellen Gehen, sie gewöhnen sich einen „Watschelgang" an und haben Probleme beim Treppensteigen. Die meisten Schwangeren fühlen sich daher ein wenig instabil.

Gehen Sie auf die Bedürfnisse Ihres Körpers ein! Achten Sie auf eine aufrechte Beckenhaltung, trainieren Sie Ihren Beckenboden, heben Sie nichts Schweres, laufen Sie nicht schnell und steigen Sie so wenig Treppen wie möglich. Häufig ist dies nur durch eine Krankschreibung und eine Haushaltshilfe möglich, auch wenn noch keine weiteren Kinder im Hause sind. Da viele Frauen durch diese Beeinträchtigungen in Schonhaltungen gehen, ist es sehr sinnvoll, Krankengymnastik in Anspruch zu nehmen oder Akupunktmassage.

Zur Beckenstabilisierung empfiehlt es sich, ein festes Tuch um das Becken zu wickeln oder sich den so genannten „Naujok-Gürtel" verschreiben zu lassen, der dann im Sanitätshaus angepasst wird. Er soll natürlich nur das Becken stabilisieren und sollte Sie nicht dazu verleiten, die eben beschriebenen Rücksichts-Maßnahmen zu missachten.

Da die Ursache hormoneller Natur ist, kann leider nicht mehr unternommen werden. Bei massiven Beckenauflockerungen ist sonst nur noch Bettruhe angesagt. Die frühere Stabilität erlangt das Becken erst einige Monate nach der Geburt wieder. In der Regel kann davon ausgegangen werden, dass der Körper neun Monate braucht, um das Kind auf die Welt zu bringen, und neun Monate, um sich von der Schwangerschaft zu verabschieden und den ursprünglichen Zustand wieder zu erreichen.

Übelkeit

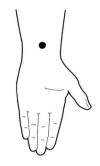

Neiguan (Pe 6)

Übelkeit tritt meistens nur bis zur 16. SSW auf und ist leider sehr schwer zu behandeln, da die Ursache dafür in der Regel die hormonelle Umstellung ist. Es ist also ganz normal und eigentlich auch ein gutes Zeichen. Ein schlechtes Gewissen zu haben, weil Sie – trotz Schwangerschaft – nicht nur strahlend herumlaufen, lohnt sich nicht. Sie können selbst schauen, ob Sie vielleicht zusätzlich zu viel Stress haben und vielleicht eine Krankschreibung oder eine Haushaltshilfenverordnung (wenn schon Kinder im Hause sind) von Ihrer Hausärztin oder Gynäkologin nicht eine gute Entlastung sein könnte. Manchmal hilft auch schon ein ausführliches Gespräch mit Ihrer betreuenden Hebamme. Viele kleine Mahlzeiten, Gemüsebrühe, Traubenzucker, Studentenfutter oder auch mal Cola können etwas mildernd wirken und einer Unterzuckerung oder einem Elektrolytmangel vorbeugen.

Hilfreich kann es sein, Ingwerkapseln oder Vitamin B6 einzunehmen. Nauysn-Tabletten von Weleda können ebenfalls bei einigen Frauen Linderung verschaffen. Schöllkraut als Tee oder als Tiefpotenz (Chelidonium D6) dreimal täglich einnehmen, bis Besserung eintritt, kann ebenso helfen wie den Akupressur-Punkt Neiguan 6 (Pankreas Meridian 6) selbst zu drücken. Dieser hilft auch bei Seekrankkheit.

Einigen Frauen helfen ätherische Öle wie Bergamotte, Zitrone, Mandarine, Pampelmuse, Neroli oder Pfefferminze. Da schwangere Frauen in der Regel sehr geruchsempfindlich sind, ist es am besten, Sie gehen dabei nach Ihrem Geruchssinn. Sie können das Öl in eine Duftlampe geben oder auch ein getränktes Läppchen bei sich tragen.

Klassische Homöopathie, Akupunktmassage oder Akupunktur haben sich ebenfalls bewährt. In der Regel dauert es aber einige Tage, bis eine Therapie anschlägt.

Falls die Übelkeit und das Erbrechen massiv sind und Sie nichts bei sich behalten können, kann ein kurzfristiger Krankenhausaufenthalt mit Infusionstherapie und Antihistaminika sinnvoll sein.

Vaginalpilz

Bei einer Pilzinfektion haben Sie innerlich und/oder äußerlich einen starken Juckreiz mit einem weißlich-flockigen Belag. Wenn Sie ohnehin dafür anfällig sind, ist Ihre Anfälligkeit jetzt erhöht, denn durch die Hormonveränderungen in der Schwangerschaft ändert sich der Säuregehalt der Scheidenflüssigkeit leichter. Kommt noch Stress oder eine persönliche Veranlagung dazu, kann es leicht einmal zu einer Pilzinfektion kommen. Einige Frauen fangen sich ihren Pilz auch im Schwimmbad, in der Sauna oder von ihrem Partner ein.

Wenn Sie eine Pilzinfektion haben, selbst oder durch einen Abstrich festgestellt, ist es sinnvoll, etwas dagegen zu unternehmen, da eine Pilzinfektion auch einen guten Boden für weitere Infektionen bietet. Wichtig ist die Beachtung einer guten Hygiene, d.h. Baumwollwäsche tragen, Wäsche und Handtuch täglich wechseln und bei 60 Grad waschen. Einige Empfehllungen sagen auch 95 Grad. Sinnvoll ist es, Kondome zu verwenden, damit eine Infektion nicht immer wieder auftritt.

In Ihrer Ernährung sollten Sie auf Süßigkeiten und Weißmehlprodukte verzichten, da das Pilzwachstum dadurch gefördert werden soll.

Wenn der Befall eben erst beginnt, können Sie das Milchsäuremilieu der Scheide stärken, in dem Sie mehrmals täglich entweder Milchsäurebakterienkapseln aus der Apotheke oder Biojoghurt einführen. Die Milchsäurebakterien sorgen dafür, dass Pilze und Keime, die nicht in die Scheide gehören, absterben.

Ist die Infektion bereits massiver, ist es ratsam, für 8–10 Tage eine fungizide Kur zu machen. Sie machen zwei- bis dreimal täglich Spülungen mit einer verdünnten Apfelessiglösung, d.h. ein bis zwei Esslöffel Essig auf einen halben Liter Wasser. Die genaue Konzentration müssen sie selbst ausprobieren. Die Spülung sollte nicht brennen, dann ist sie zu stark.

Statt Apfelessig kann auch Schafgarbe verwendet werden. Sie nehmen eine Hand voll Schafgarbentee und geben sie in zwei Liter Wasser zum Kochen (mit Deckel). Danach lassen Sie den Absud ziehen, seihen ihn ab und füllen ihn in ein verschließbares Gefäß. Zwei bis drei Esslöffel geben Sie für die Spülung in einen halben Liter Wasser. Am einfachsten ist es, die Spülung mit einer Spritze durchzuführen, die Sie natürlich nicht allzu tief einführen sollten. Nach dem Gebrauch sollten Sie die Spritze in Essig einlegen. Beide Lösungen können Sie auch in derselben Konzentration für ein Sitzbad benutzen (s. S. 129).

Wenn Sie morgens nach dem Aufstehen eine der Spülungen anwenden oder ein Sitzbad machen, können Sie danach die Scheide innen und/oder außen einölen. Nehmen Sie dazu ein Öl-Gemisch aus 10 ml Basisöl mit zwei bis drei Tropfen Teebaumöl bzw. der Rose-Teebaum-Essenz oder dem Rose-Teebaum-Balsam von Stadelmann zum Eincremen.

Nach Möglichkeit mittags, auf alle Fälle abends sollten Sie diese Prozedur wiederholen. Hören Sie erst nach acht bis zehn Tagen damit auf, auch wenn die Symptome nicht mehr vorhanden sind.

Falls Sie keine Probleme mit Knoblauchgeruch haben, können Sie eine Knoblauchzehe schälen und ihr eine Taille einritzen, in die sie ein Bändchen knoten, sodass Sie die Knoblauchzehe wie einen Tampon einführen können. Knoblauch ist extrem pilz- und bakterienabtötend. Der Nachteil: Sie riechen innerhalb von zwanzig Minuten aus jeder Pore nach Knoblauch.

Nach Abschluss der acht- bis zehntägigen Behandlung sollten Sie mit Biojoghurt oder Milchsäurebakterienkapseln aus der Apotheke das Scheidenmilieu wieder acht Tage lang aufbauen.

Auch hier können Sie natürlich klassische Homöopathie oder Traditionell Chinesische Medizin (TCM) anwenden.

Falls Ihnen das alles nicht zusagt, können Sie auch Majorana comb Salbe von Wala verwenden oder das Angebot der Schulmedizin nutzen und sich eine antimykotische Creme mit dem Wirkstoff Clotrimazol kaufen oder verschreiben lassen. Auch nach diesen Behandlungsformen sollten Sie im Anschluss für acht bis zehn Tage Biojoghurt oder Milchsäurebakterienkapseln verwenden.

Verdauungsbeschwerden

Durch die hormonbedingte Entspannung der Muskulatur ist machmal leider auch der Darm zu sehr entspannt, sodass einige Frauen in der Schwangerschaft unter Verstopfung oder Blähungen leiden. Bei Verstopfung ist es wichtig, auf eine ausreichende Flüssigkeitszufuhr zu achten, d. h. gut drei Liter Wasser pro Tag, dazu ballststoffreiche Ernährung und Bewegung. Apfelsaft und Buttermilch oder die Zugabe von Leinsamen, Flosamen oder Milchzucker können für eine geregelte Verdauung sorgen, ebenso wie ausreichende Bewegung.

Wichtig ist natürlich, dass der Stuhl nicht zu hart ist und Sie bei der Darmentleerung stark mitdrücken müssen, da dies auch zu Hämorrhoiden führen kann. Abführmittel sollten in der Schwangerschaft auf keinen Fall eingenommen werden. Magnesium wird zwar häufig verschrieben, ist aber ein untaugliches Präparat zur Verdauungsanregung, da es leider entkrampfend auf die Gebärmuttermuskulatur wirkt und dadurch die Schwangerschaftswehen unterdrückt.

Im Notfall könnten Sie kurzfristig ein Microklist (ähnlich einem kleinen Einlauf) oder Glycilax-Zäpfchen aus der Apotheke verwenden, um den Stuhl weich zu machen.

Wenn Sie Blähungen bekommen, überprüfen Sie einfach Ihren Speiseplan. Hülsenfrüchte, Kohlsorten, Lauch, Knoblauch, Zwiebeln, Paprika etc.

können, je nach Veranlagung, Blähungen verursachen und sollten in diesem Fall vermieden werden. Kräutertees wie Fenchel, Kümmel, Koriander und Anis helfen häufig auch sehr gut gegen Blähungen. Bei massiven Beschwerden können natürlich auch andere Naturheilverfahren zur Anwendung kommen.

Vermehrtes Schwitzen

Dies ist ebenfalls physiologisch und wird im Wochenbett noch stärker. Eine gute Körperpflege, Bewegung, Kleidung aus Naturfasern und evtl. Seidenpuder von Dr. Hauschka wirken mildernd.

Wadenkrämpfe

Warum Sie in der Schwangerschaft zu Wadenkrämpfen neigen, weiß heute noch niemand. Die Ursache ist vermutlich ein Zusammenspiel von hormonellen Einflüssen und verschiedenen Spurenelementen.

Falls die Krämpfe nicht allzu belastend sind, brauchen sie nicht behandelt zu werden. Sollten sie aber nicht mehr zu ertragen sein, sind Massage und Wärmeanwendung (Bad, Wickel, Wärmflasche) hilfreich. Um ein natürliches Training der Unterschenkelmuskulatur zu fördern, empfiehlt sich das Tragen von flachen Schuhen.

Verschiedene Spurenelemente können Sie zu sich nehmen, indem Sie Mandeln, Bananen und Milch in Ihren Speiseplan aufnehmen bzw. bei Bedarf essen und Ihre Kochsalzzufuhr erhöhen.

Ebenfalls empfehlenswert sind Gänsefingerkrauttee, zwei bis drei Tassen täglich, oder bei Bedarf die „heiße Sieben": Sieben Tabletten des Schüssler-Salzes Magnesium phosphoricum D6 in einem Glas mit warmen Wasser auflösen und schluckweise trinken.

Von einer direkten Magnesiumeinnahme sollte abgesehen werden, da Magnesium leider auch auf die Gebärmuttermuskulatur wirkt. Und die sollte am Trainieren nicht gehindert werden!

Wassereinlagerungen (Ödeme)

Wassereinlagerungen sind in der Schwangerschaft in der Regel ebenfalls normal. Durch die erhöhte Durchlässigkeit der Gefäße und das gestiegene Blutvolumen wird auch zu physiologischen Speicherzwecken vermehrt Wasser eingelagert. Dies dient der Sicherstellung eines ausreichenden Flüssigkeitsangebotes in der Schwangerschaft. Sie bemerken sie durch ein spannendes Hautgefühl besonders in den Händen und Füßen, oder es bleiben nach dem Eindrücken der Haut oberhalb eines Knochens einige Zeit kleine Druckstellen zurück, die nur langsam verschwinden.

Wenn die Ödeme allein auftreten, sind sie einfach typische Schwangerschaftsveränderungen. Eine massive plötzliche Wasseransammlung oder Ödeme in Kombination mit Eiweißausscheidung und hohem Blutdruck sollten zügig abgeklärt werden.

An heißen Tagen oder bei stehender Tätigkeit ist eine Ödembildung sehr häufig und belastend.

Sie sollten auf eine ausgewogene Ernährung achten mit ausreichender Salzzufuhr, da Salz Wasser aus dem Gewebe zieht. Früher ist genau das Gegenteil empfohlen worden, eine salzarme Ernährung, ausschwemmende Tees oder stark ausschwemmende Reistage. Davon ist dringend abzuraten, da es zu einer starken Verschiebung des Elektrolyt- und Wasserhaushaltes kommt und ein Mangelzustand verursacht wird. Das Hochlagern der Beine zur Unterstützung des Blutrückflusses und ggf. Stützstrümpfe zur Venenentlastung können die Beschwerden lindern (s. S. 46).

Vollbäder bei ca. 36 Grad für mindestens 20–30 Minuten fördern eine Ausschwemmung durch den so genannten hydrostatischen Druck.

Durch die Ödembildung kann es zum Kribbeln oder zu Taubheitsgefühlen besonders in den Händen kommen, das so ausgeprägt ist, dass manche Frauen z. B. keine Tasse mehr halten können. In diesem Fall kann u. a. Akupunktmassage oder Akupunktur angebracht sein. Nach der Geburt kann es noch mehrere Wochen dauern, bis sich dieser Zustand normalisiert.

Wehentätigkeit

Zu Beginn der Schwangerschaft verspüren viele Frauen menstruationsähnliches Ziehen oder auch ein Hartwerden des Bauches. Dies ist ganz normal und wird durch das Wachstum des Kindes verursacht. Ab ca. der 20. SSW berichten die meisten Frauen vom Härterwerden des Bauches, von Kontraktionen. Sie werden Alvarezwellen oder Braxton-Hicks-Kontraktionen genannt. Gelegentlich treten sie zyklisch auf, d. h. zu der Zeit, zu der Sie Ihre Regel bekommen hätten, oder im Einklang mit dem Mondzyklus, der den hormonellen Rhythmus des weiblichen Körpers beeinflusst.

Diese Schwangerschaftswehen, die oft auch auf dem CTG aufgezeichnet und dann irrtümlich mit vorzeitigen Wehen gleichgesetzt werden, sind ganz wichtig, damit die Gebärmutter ihre Wanddicke aufbaut und gut trainiert in die Geburt geht. Jeder Muskel, der Leistung bringen soll, wird trainiert – auch die Gebärmutter. Sie ist am Ende der Schwangerschaft der größte menschliche Muskel, größer als jeder männliche Bizeps!

Zehn bis zwanzig Wehen am Tag sind, unabhängig von ihrer Verteilung, normal und wichtig. Leider ist durch die medizinisch-technische Betreuung das Wissen um diese Zusammenhänge in vielen Praxen nicht mehr vorhanden, und die Schwangeren werden schon bei Übungswehen als „Risiko" eingestuft. Unterdrücken Sie diese Wehen auf keinen Fall mit Magnesium oder anderen Mitteln.

Wenn Sie zweifeln, ob Sie Stresswehen haben oder vorzeitige Geburtswehen eingesetzt haben, lesen Sie bitte auf den Seiten 96 und 122 nach und beraten Sie sich mit Ihrer Betreuerin.

Zahnfleischbluten

Einige Frauen klagen in der Schwangerschaft über Zahnfleischbluten (s. S. 16). Auch dies ist hormonbedingt und muss erst einmal nicht bedenklich sein. Hilfreich können Spülungen mit Myrrhetinktur sein. Ratsam sind eine gute Zahnpflege und die Verwendung von Zahnseide.

Wie entwickelt sich mein Kind?

*In dem Augenblick, als Elisabeth den Gruß Marias hörte,
hüpfte das Kind vor Freude in ihrem Leib.*
EVANGELIUM NACH LUKAS, 1, 44

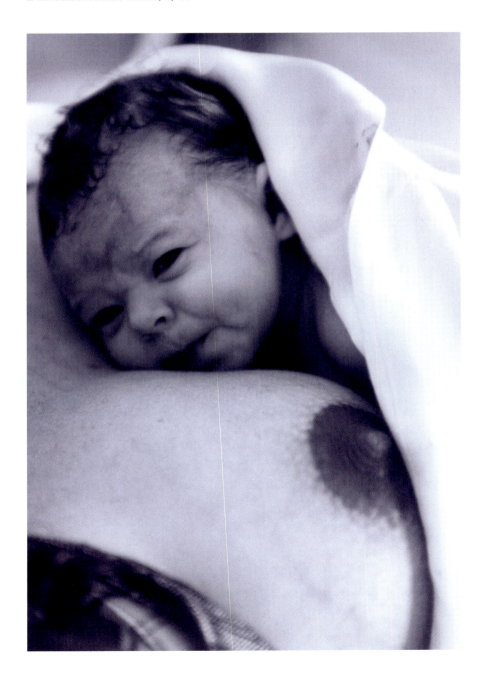

Wie wächst es, und wie groß wird es wohl sein?

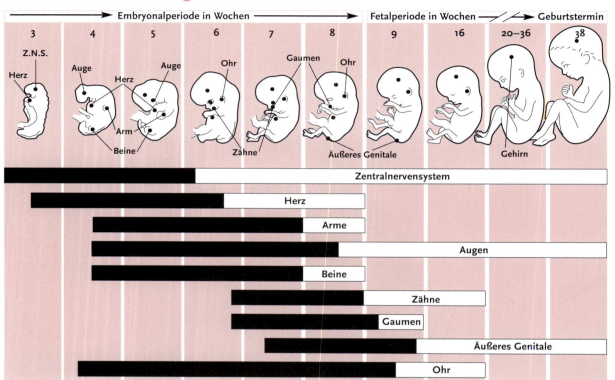

Schematische Darstellung der vorgeburtlichen Entwicklung. Die Punkte geben an, welches Organ gerade eine empfindliche Phase seiner Entwicklung durchläuft.

Die ersten 12 Wochen: Der Embryo

Durch die Verschmelzung der Ei- und der Samenzelle ist eine so genannte Zygote entstanden. Sie hat sich nach der Einnistung in die Gebärmutterschleimhaut in den Embryo und die Plazenta geteilt. Das Kind und seine Plazenta haben also identisches Erbmaterial wie eineiige Zwillinge.

Die Plazenta, die Ihr Kind über die Nabelschnur mit allen wichtigen Stoffen versorgt und Abbauprodukte des Kindes abtransportiert, dient auch als Schutzbarriere vor vielen Medikamenten oder Mikroorganismen. Sie produziert Hormone, die dafür sorgen, dass die Schwangerschaft bestehen bleibt, und den Großteil des Fruchtwassers. Dieses dient dem Kind als mechanischer Schutz und gewährt ihm Bewegungsfreiheit. Von 5–10 ml in der neunten SSW steigt seine Menge in der 36. SSW auf ca. ein Liter an. Am Termin schwankt die Fruchtwassermenge zwischen 0,3 und 1,5 Liter. Der Grund hierfür ist noch nicht bekannt.

In den ersten 12 Schwangerschaftswochen, der so genannten Embryonalzeit, differenzieren sich die Körperzellen, und die Organe werden angelegt. In dieser Zeit können z. B. Umweltgifte (s. S. 38) oder eine Röteln-Infektion (s. S. 66) die Entwicklung stören und zu Fehlbildungen führen. Bei sehr schweren Fehlbildungen kommen es meist zu einer Fehlgeburt. In dieser Zeit verfährt die Natur meist nach einem „Alles-oder-Nichts-Gesetz".

Ab der 13. Woche: Der Fetus

Ab der 13. SSW wird der Embryo als Fetus bezeichnet. Die Fetalzeit endet mit der Geburt. In dieser Zeit wächst und reift das Kind heran.

In den ersten 20 Wochen wächst es vorwiegend in die Länge. Danach steht die Gewichtszunahme im Vordergrund. Das Geschlecht ist zwar von der Befruchtung an genetisch festgelegt, körperlich aber erst ab der 12. SSW ausgeprägt. Das Ultraschallbild zeigt die Merkmale meist erst später.

Das Kind wächst natürlich während der gesamten Schwangerschaft. Dieses Wachstum verläuft aber in der Regel in Schüben, sodass die Werte Ihres Kindes bei einer Untersuchung an einer oberen Messgrenze liegen können, weil es gerade einen Schub machte, und das nächste Mal liegt alles wieder im normalen Bereich.

Das Geburtsgewicht des Kindes hängt bei einer normal verlaufenden Schwangerschaft auch von den familiären Voraussetzungen ab. Es gibt Familien, deren Kinder alle um die 2800 g wiegen, und andere, die kein Kind unter 4000 g aufweisen können. Japanerinnen haben in der Regel kleinere und leichtere Kinder als Norwegerinnen. Wenn diese Tatsachen nicht berücksichtigt werden, kommt es bei den Ultraschalluntersuchungen häufig zu Fehldiagnosen, das Kind sei zu groß oder zu klein.

Das durchschnittliche Geburtsgewicht eines mitteleuropäischen Kindes liegt zwischen 3000 und 4000 g, seine Größe bei 49 bis 54 cm und sein Kopfumfang bei 34 bis 36 cm. Weil die Mütter sich heute eher zucker- und eiweißreich ernähren und zu wenig bewegen, werden die Kinder tendenziell eher schwerer.

Ab wann und wie spüre ich Kindsbewegungen?

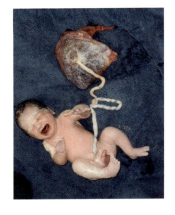

Dies ist von Frau zu Frau sehr unterschiedlich und hängt davon ab, das wievielte Kind sie bekommt, wie kräftig es sich bewegt und wie ausgeprägt das Körpergefühl der Schwangeren ist. Bei einer ersten Schwangerschaft wird von ersten spürbaren Kindsbewegungen (Kbw) ab ca. der 20. SSW ausgegangen, ab der zweiten Schwangerschaft ab der 18. SSW. In der Regel bemerkt eine Frau in der zweiten Schwangerschaft die Kindsbewegungen früher, weil sie schon weiß, wie sie sich anfühlen. Es gibt Frauen, die bereits ab der 12./13. SSW die Bewegungen ihres Kindes spüren, andere erst nach der 20. SSW. Beides ist vollkommen in Ordnung.

Anfänglich werden die Bewegungen wie leichte Schmetterlingsschläge beschrieben oder mit Blähungen verwechselt. Hat die Schwangere sie erst einmal bewusst wahrgenommen, ist sie sich in der Interpretation immer sicherer. Je größer das Kind dann wird, desto kräftiger sind die Bewegungen. Ab der 24. SSW können auch die Väter die Bewegungen tasten. Noch später sind sie dann sogar von außen als Beulen am Bauch gut zu sehen. Die Häufigkeit ist sehr unterschiedlich und hängt vom Temperament des

Kindes ab. Einige Kinder turnen stundenlang herum, andere wiederum beschränken ihre Aktivität auf einen kurzen Zeitraum am Tag. Sie können sogar ein „Blauer-Fleck-Gefühl" verursachen. Die Häufigkeit der Kbw ist absolut irrelevant. Sie zu zählen wird oft empfohlen, macht aber keinen Sinn. Wichtig in der Beurteilung sind das tägliche Auftreten und die „Qualität" der Bewegungen: Sie sollten kräftig sein. Sie selbst kennen die Art der Bewegungen am besten.

Kurz vor der Geburt hat das Kind nicht mehr so viel Platz, sodass die Bewegungen nicht mehr so ausladend sind und auch seltener werden. Trotzdem sollten sie wahrnehmbar und nicht nur in Zeitlupentempo erfolgen, und zwar so kräftig, dass mal eine Beule auftritt. Falls Ihnen die Bewegungen allzu schwach vorkommen oder sie einen Tag gar nicht auftreten, nicht einmal während der sonst üblichen „Turnstunde", lassen Sie lieber abklären, ob sich das Kind vielleicht in einer Stresssituation befindet. Einige Kinder sind einige Tage vor Geburtsbeginn einfach ruhiger, als ob sie sich auf die Geburt einstimmen würden.

Wenn Sie sich in Ihrer Einschätzung nicht sicher sind, können Sie ein entspannendes Bad nehmen. Durch die Entspannung der Bauchmuskulatur bewegt sich das Kind dann meist wieder kräftig. Auch eine eingewickelte Eisblase, kurz auf die Stelle am Bauch gehalten, wo Sie den Po des Kindes vermuten, wird schnell zu einer Reaktion des Kindes führen. Einige Kinder mögen es auch nicht, wenn von außen mit ihren Füßen gespielt wird, und versuchen auszuweichen.

Die Kindsbewegungen sind gerade um den errechneten Geburtstermin herum das beste Mittel, um die Vitalität des Kindes zu beobachten, und ersetzen jedes CTG (s. S. 80).

Wann kann das Ungeborene sehen, hören oder schmecken?

Dank der pränatalen Psychologie ist die Zeit vorbei, in der davon ausgegangen wurde, dass Ungeborene, Neugeborene und Säuglinge gefühllose und empfindungslose, unfertige Menschen ohne Persönlichkeit sind.

Spätestens nach der 16. SSW ist das Ungeborene bereits sehr empfindlich für Licht. Es kann die Stirn runzeln und Grimassen schneiden. Ca. vier Wochen später ist es so empfindsam wie ein einjähriges Kind und reagiert auf Berührung oder Schmerzreize z. B. bei medizinischen Eingriffen. Es hat einen ausgeprägten Geschmackssinn – dies wurde beobachtet, nachdem Zusätze ins Fruchtwasser gegeben wurden.

Ebenfalls ab Mitte der Schwangerschaft stellt das Kind durch sein Hörvermögen und seine Gleichgewichts- und Bewegungserfahrungen seinen Bezug zu seiner Mutter und der Außenwelt her. (Auf dieser Fähigkeit baut die Haptonomie auf, die u. a. zur Beckenendlagenwendung verwendet werden kann, s. S. 115.) Es kann erleben, sich später an vertraute Klänge erinnern und ab ca. der 32. SSW auch träumen. Es kann in gewissem Rahmen sogar schon lernen. Es kann auf vielfältige Weise kommunizieren und zeichnet sich somit schon in der Schwangerschaft als soziales Wesen aus. Es hat spätestens ab Mitte der Schwangerschaft ein ausgeprägtes Seelenleben. Vermutlich aber schon viel früher.

Sind meine Ängste um das Kind schwangerschaftstypisch?

Viele Frauen haben während der Schwangerschaft Angst davor, das Kind zu verlieren oder ein behindertes Kind zu bekommen. Diese Ängste, die sich meist noch in Träumen wieder finden, sind ganz normal. Sie treten sporadisch auf und werden in der Regel geringer, wenn der Bauch größer und das Kind immer präsenter wird.

Diese Ängste sind in der Regel keine Vorahnungen. Angst macht uns einfach nur achtsam und aufmerksam. Sie reagieren damit auf Ihre Situation, die fremd bzw. neu ist und die Sie wenig beeinflussen können. Vergleichbare Reaktionen erleben viele Menschen, die sich in einer Umbruch-Situation befinden. Gerade in der heutigen Zeit fällt es uns besonders schwer zu akzeptieren, dass es natürliche Prozesse gibt, die wir nicht steuern können.

In früheren Generationen waren diese Ängste natürlich auch vorhanden. Es gab aber noch ein wenig mehr Achtung oder Demut vor dem Schicksalshaften. Die Frauen fühlten sich stärker eingebunden in einen Lebenszyklus, und viele Rituale, die wir heute als Aberglauben abtun, halfen ihnen, Umbrüche geschützt zu durchleben.

Das heutige Gefühl, alles machen und beeinflussen zu können, löst natürlich auch viel stärkere Schuldgefühle aus, wenn etwas nicht so läuft wie geplant. Die Zeit der Schwangerschaft bringt die meisten Frauen/Paare wieder an den Punkt zurück, dass der Mensch nicht alles unter Kontrolle haben kann und ein Kind immer auch ein Geschenk ist.

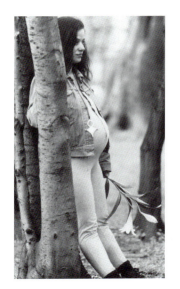

Traurige Mutter – trauriges Kind?

Mutter und Kind stehen in einer engen Kommunikation miteinander. Die meisten prägenden Botschaften kommen von der Mutter. Die normalen Gefühlsschwankungen von Freude und Glück über Zerrissenheit, Sorge, Angst und Zweifel sind flüchtige Gefühlszustände, die zum Leben dazugehören. Das Ungeborene lernt diese Schwankungen in der Schwangerschaft kennen und wird sie nach der Geburt auch selbst erleben. Dies gehört zum Menschsein dazu. Niemand kann von einer Schwangeren erwarten, dass sie sich den ganzen Tag über nur freut.

Chronische Gefühlszustände dagegen wie Angst, Depressionen oder eine dauerhaft quälend zwiespältige Einstellung zu dem Ungeborenen können natürlich die kindliche Seele negativ beeinflussen. Das Kind erfährt hier in der Regel keine positiven Gefühle. Es wächst in Traurigkeit heran und erfährt somit eine sehr negative Prägung. Ist dies der Fall, geht es aber der Mutter selbst nicht gut. Frauen, die sich so fühlen oder antriebsarm sind und sich überfordert fühlen, sollten sich Unterstützung holen, damit es ihnen selbst wieder gut geht. Sie können sich unverbindlich an Beratungsstellen oder die Initiative *Schatten und Licht* (s. S. 172) wenden.

Und der Vater? Auch die emotionale Beziehung des Vaters zu dem Ungeborenen und seiner Frau ist wichtig. Sorgt die Bezugsperson gut für die Schwangere und fühlt die sich getragen, ist dies natürlich sehr positiv für den Schwangerschaftsverlauf. Hier ist der Einsatz des Partners oder einer anderen Bezugsperson gefordert.

Wie kann ich mit meinem ungeborenen Kind kommunizieren?

Das Ungeborene ist bereits ein vollwertiges Familienmitglied mit eigener Persönlichkeit.

Das Bonding (s. S. 160) beginnt bereits in der Schwangerschaft, da das Ungeborene sehr kommunikativ ist. Durch Gespräche mit ihm, durch Streicheln des Bauches oder Vorsingen und Geschichtenerzählen wird das Band zwischen Mutter und Kind geknüpft. Ihr Herzschlag, ihre Stimme und ihre Bewegungen sind dem Kind vertraut und geben ihm Sicherheit. Nach der Geburt kann es sich daran erinnern, ebenso wie es Sie am Geruch von jeder anderen Mutter unterscheiden wird. Durch diese Interaktion, solange sie nicht durch Verunsicherung der Frau gestört wird, wissen die meisten Frauen in der Regel auch, wie es ihrem Kind geht.

Mittlerweile wird versucht, ein kleines Herztongerät an die Frau zu bringen. Die Schwangere kann dann die Herztöne ihres Kindes von außen abhören, wodurch das Bonding gefördert werden soll. Abgesehen davon, dass das Abhören der Herztöne eine geburtshilfliche Untersuchungsmöglichkeit darstellt, wird dabei nicht mit dem Kind kommuniziert, sondern es wird einfach kontrolliert. Dies widerspricht den Erfahrungen von Müttern, Hebammen und den Ergebnissen der Pränatalpsychologie. Mutter und Kind können aktiv miteinander kommunizieren. Sie brauchen dazu keine geburtshilflichen Instrumente. In den Bauch von außen hineinzugucken oder ihn abzuhören löst die Einheit von Mutter und Kind für Momente auf und kann den Bondingprozess eher stören. Auch das Ultraschallbild kann dieses „innere Band" negativ beeinflussen, da nicht mit dem Kind, sondern über das Kind hinweg agiert wird.

Besser wäre es, wenn Sie versuchen, sich 20–30 Minuten am Tag auf Ihr Ungeborenes bewusst einzulassen. (Besonders bei Mehrgebärenden geht die Schwangerschaft meistens etwas unter.) Ohne gestört werden zu können, mit Ihrem Kind zu tanzen (hierbei wird es gerade beim Bauchtanz durch das Fruchtwasser massiert) oder zu meditieren und dabei zu versuchen, „nach innen" zu hören mit geschlossenen Augen und Handauflegen kann eine sehr schöne und innige Erfahrung werden. Wenn Sie dies immer zu einer bestimmten Zeit ritualisieren, kann es passieren, dass Ihr Kind, falls der Termin einmal ausfallen sollte, ihn durch heftige Bewegungen wieder einfordert. Dem Spiel zwischen Ihnen und Ihrem Kind sind keine Grenzen gesetzt. Vielleicht haben Sie ja noch ganz andere Ideen. Was Ihnen gut tut, tut in der Regel auch Ihrem Kind gut. Und eine gute Kommunikation zwischen Ihnen beiden ist eine solide Basis für eine optimale Zusammenarbeit unter der Geburt und Ihr gemeinsames Leben!

Untersuchungen in der Schwangerschaft

*Akzeptiere deine eigenen Erfahrungen und übernimm dafür die Verantwortung.
Triff keine Entscheidungen für andere und lasse andere keine Entscheidungen für dich treffen.
Sei keine Autorität für andere und lasse andere keine Autorität für dich sein.
Begreife, dass du selbst am besten weißt, was gut für dich ist,
und andere am besten wissen, was gut für sie ist.*
PAUL FERRINI

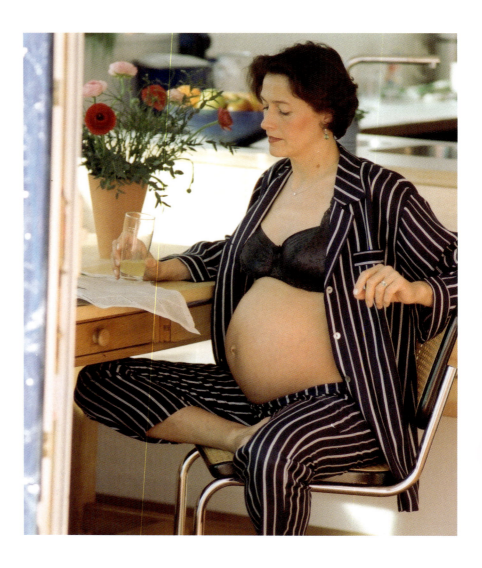

Was steht im Mutterpass?

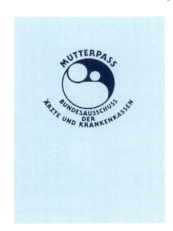

Der Mutterpass ist Ihr persönliches Dokument. In ihm werden alle Befunde und Untersuchungsergebnisse dokumentiert. So können alle Ihre BetreuerInnen die gesamten Befunde einsehen, und Sie natürlich auch. Sie erhalten ihn in der Regel bei der ersten oder zweiten Untersuchung von Ihrer Hebamme oder Ihrer Ärztin. Selbstverständlich können Sie auch selbst Eintragungen vornehmen. Wie Sie auf der Umschlaginnenseite nachlesen können, darf niemand Einsicht verlangen. Es sind Ihre ganz persönlichen und teilweise ja auch sehr intimen Daten, die niemanden etwas angehen. Wem Sie dieses Dokument vorlegen, entscheiden Sie. Falls Ihr Arbeitgeber, die Krankenkasse oder eine Behörde eine Kopie des Mutterpasses verlangt, weisen Sie bitte darauf hin und lassen Sie sich von Ihrer Hebamme oder Ärztin eine Schwangerschaftsbestätigung ausstellen. Diese Bestätigung ist ausreichend.

Auf Seite 2 und 3 des Mutterpasses werden Ihre Anschrift und die Ergebnisse Ihrer Blutuntersuchungen und Abstriche eingetragen.

→ Blutgruppenzugehörigkeit

Die Bestimmung der Blutgruppe findet zu Beginn der ersten Schwangerschaft statt und muss dann nicht mehr wiederholt werden, da sie sich nicht ändert. Sie ist wichtig für den Fall, dass bei Komplikationen eine Bluttransfusion nötig ist.

Wichtiger noch ist der Rhesusfaktor. 85 % der Europäerinnen besitzen ein Rh-Antigen D, sind also rhesuspositiv. Bei Frauen, die rhesusnegativ sind, d. h. denen dieses Antigen D fehlt, könnten sich, wenn ihr Kind rhesuspositiv ist, Antikörper gegen das kindliche Blut entwickeln. Das führt evtl. zur Blutzerstörung bei dem Ungeborenen (s. S. 74). Allerdings ist davon in der Regel nicht das erste rhesuspositive Kind betroffen, sondern erst ein späteres. Ist das Kind auch rhesusnegativ, kann gar nichts passieren. Von Bedeutung ist der Rh-Faktor auch bei Bluttransfusionen.

Diese Untersuchung wird einhellig empfohlen.

→ Antikörper-Suchtest

Wir alle haben reguläre Antikörper im Blut, die unsere Blutgruppeneigenschaft ausmachen (Anti-A, Anti-B). Daneben können auch sehr unterschiedliche irreguläre Antikörper auftreten, die in der Regel keine große Bedeutung für die Schwangerschaft haben. Lediglich Rhesus-Antikörper bei rhesusnegativen Frauen sind von Bedeutung. Sie werden zu Beginn der Schwangerschaft und zwischen 24. und 30. SSW. bestimmt. Werden Rhesus-Antikörper festgestellt, werden diese in kürzeren Abständen kontrolliert, um zu sehen, ob sie ansteigen und weitere Maßnahmen nötig sind.

Diese Untersuchung wird eindeutig empfohlen.

→ Röteln-HAH-Test

Die Rötelninfektion wird von den Rubella-Viren verursacht und ist außerhalb der Schwangerschaft eine relativ ungefährliche Kinderkrankheit. Zu Beginn der Schwangerschaft wird untersucht, ob Sie bereits eine Röteln-Infektion hinter sich haben und einen ausreichenden Schutz, einen Titer, besitzen. Eine Röteln-Infektion ist eigentlich nur in den ersten 12–16 SSW von Bedeutung, da sie zu einer Röteln-Embryopathie führen kann (s. S. 58). Daher sind weitere Kontrollen nach der 16. SSW bedeutungslos.

Bei der Titerüberprüfung wird der so genannte IgM-Wert ermittelt, der bei einer frischen Infektion nachweisbar ist, und der IgG-Wert, der die Titerhöhe nach einer durchgemachten Erkrankung angibt. Ist Ihr IgG-Wert 1:32, 1: 256 oder höher, so haben Sie einen ausreichenden Schutz vor einer Rötelninfektion. Ist er niedriger, sollten Sie nach der Schwangerschaft eine erneute Titerkontrolle durchführen lassen (er kann durch eine so genannte Boosterreaktion bei einer erneuten Kontrolle auch ausreichend sein) und vor Beginn einer weiteren Schwangerschaft eine Röteln-Impfung in Erwägung ziehen.

Die Bestimmung des Röteln-Titers wird ebenfalls eindeutig empfohlen.

→ Chlamydien-trachomatis-Antigen aus der Zervix

Chlamydien sind Bakterien, die Scheideninfektionen auslösen können (s. S. 97) und daher auch nur am Gebärmutterhals, an der Zervix, nachgewiesen werden sollten. Blutuntersuchungen wären nicht aussagekräftig. Häufig werden die Chlamydien trachomatis verwechselt mit den Chlamydien psittaci, die Infektionen im Respirationstrakt auslösen können.

Chlamydien werden durch Geschlechtsverkehr übertragen und stehen im Verdacht, vorzeitige Wehen auslösen zu können. Sie sind häufig auch Ursache für unerfüllten Kinderwunsch durch die von ihnen verursachten Verwachsungen. Zur Therapie werden Antibiotika eingesetzt. Allerdings gibt es noch Unklarheiten über Zeitpunkt und Art der Therapie. Ein Abstrich empfiehlt sich z. B. bei Frauen mit häufig wechselnden Geschlechtspartnern.

Eine grundsätzliche Empfehlung gibt es nicht.

→ LSR = Lues-Such-Reaktion

Verursacht von dem Bakterium Treponema pallidum, weswegen manchmal auch von dem Treponema-Pallidum-Hämagglutinations-Test (TPHA) gesprochen wird.

Dies ist ein Bluttest auf Syphilis. Syphilis ist ebenfalls eine durch Geschlechtsverkehr übertragbare Krankheit, die unbehandelt in der Schwangerschaft zum Perinataltod führen kann. Sie kann sehr gut mit Penicillin therapiert werden.

Eine grundsätzliche Untersuchung wird empfohlen.

→ Nachweis von HBsAg aus dem Serum

Mit dieser Untersuchung wird zwischen der 32. und 40. SSW nachgewiesen, ob Sie an einer Hepatitis B, einer infektiösen Leberentzündung, erkrankt sind. Hepatitis B wird durch Körperflüssigkeiten, also beim Sex oder durch Blut, übertragen. Sie kann akut oder chronisch verlaufen.

Wenn Sie sich mit Hepatitis B infiziert haben und stillen möchten, wird empfohlen, das Neugeborene nach der Geburt passiv und aktiv zu impfen. Einige Kliniken legen sehr viel Wert auf diesen Test und wollen die Kinder sofort impfen, falls diese Untersuchung nicht durchgeführt wurde. Dies ist natürlich nicht korrekt. Zum einen müssen Sie einer Impfung Ihres Kindes, da sie juristisch eine Körperverletzung darstellt, zustimmen. Zum anderen kann der Bluttest auch noch nach der Geburt durchgeführt werden. So dringend ist das nicht. Bis das Ergebnis vorliegt, können Sie Ihr Kind trotzdem schon stillen.

Wenn Sie sicher sind, dass Sie keine Hepatitis B haben, und keine weiteren Untersuchungen wünschen, ist auch das Ihr gutes Recht. Einige Klinken bestehen auf einer Hepatitis-Untersuchung, falls eine Schwangere eine Wassergeburt wünscht. Dafür gibt es keine ausreichenden Begründungen.

Eine ausreichend fundierte Empfehlung dieser Untersuchung für alle Schwangeren gibt es bisher nicht.

→ Angaben zu vorangegangenen Schwangerschaften

In dieser Tabelle auf Seite 4 werden – falls Sie einverstanden sind – alle bisherigen Schwangerschaften eingetragen, d.h. alle Fehlgeburten, Abbrüche und Geburten. Wenn Sie das aus welchen Gründen auch immer nicht wünschen, können Sie die Einträge natürlich verbieten oder auch selbst vornehmen. Manche Frauen möchten nicht, dass jeder, der ihren Mutterpass in der Hand hat, sofort sieht, wie viele Abbrüche oder Fehlgeburten sie hatten. Manchmal soll es auch der Partner nicht wissen. Auch dies ist Ihr gutes Recht. Sie müssen sich vor niemandem rechtfertigen.

Da sowohl bei Fehlgeburten als auch bei Abbrüchen meist eine Gebärmutterausschabung gemacht wird und das für die Geburtshilfe wichtig ist, sollten Sie aber angeben, dass Sie Ausschabungen hatten. Warum, das muss nicht dokumentiert werden. Wichtig ist nur, dass die Menschen, die Sie während der Geburt betreuen, wissen, wie viele Ausschabungen Ihre Gebärmutter hinter sich hat. Dann können sie auch bei evtl. Problemen mit der nachgeburtlichen Plazentaablösung entsprechend reagieren.

Es folgen
- Anamnese und Befunde
- Beratungsthemen
- das Gravidogramm, wo alle Befunde der laufenden Schwangerschaftsuntersuchungen eingetragen werden

- Terminbestimmung
- ggf. Eintragungen bei Klinikaufenthalten
- ggf. Ergebnisse des Herzton-Wehenschreibers (CTG)
- ggf. Ultraschall

Diese Themen werden im Folgenden einzeln besprochen.

→ Abschlussuntersuchung/Epikrise

Im zusammenfassenden Abschlussbericht, der Epikrise, trägt die Hebamme, die Sie bei der Geburt betreut hat, die wichtigsten Daten der Schwangerschaft und der Geburt ein. Das Wochenbett wird dann von Ihrer freiberuflichen Hebamme oder der Wöchnerinnenstation der Klinik dokumentiert.

Die letzte Untersuchung findet sechs bis acht Wochen nach der Geburt mit dem Abschluss der Wochenbettzeit statt. Sie wird von Ihrer Hebamme oder Ärztin durchgeführt. Falls Sie bei der Geburt viel Blut verloren haben, wird ein Blutbild bestimmt. Außerdem findet eine vaginale Untersuchung statt, um zu beurteilen, ob der Muttermund sich wieder geschlossen hat. Manchmal braucht er aber auch etwas länger. Sie können sich natürlich auch selbst untersuchen.

Wichtiger ist es zu testen, wie der Beckenboden sich anfühlt. Während Sie sitzen oder stehen, dabei ein wenig nach unten drücken und danach versuchen, den Beckenboden anzuspannen, kann während der vaginalen Untersuchung festgestellt werden, ob die Gebärmutter zu stark nach unten drückt und ob die Spannkraft der Beckenbodenmuskulatur zu stark nachgelassen hat. Manchmal ist auch nur die Muskulatur der vorderen Scheidenwand besonders schwach. Beckenbodentraining (s. S. 15) sollte zwar auf alle Fälle gemacht werden, dieses kann dann aber noch gezielter eingesetzt werden.

Falls Sie bis zu dieser Untersuchung noch nicht über Familienplanung gesprochen haben oder bis dahin keine Lust auf Sex hatten, können Sie bei dieser Untersuchung das Thema Verhütung ansprechen. Das sechswöchige Sexverbot nach der Geburt ist veraltet. Es sollte allerdings zu Ihrem Schutz vor Infektion und Schwangerschaft ein Kondom benutzt werden.

Was bedeuten die Abkürzungen im Mutterpass?

Abort	Fehlgeburt
Abruptio	Schwangerschaftabbruch
Ak-Suchtest	Antikörper-Suchtest im Blut
Ante partum	Vor der Geburt
Anti-D-Prophylaxe	Verabreichung eines Anti-D-Immunglobulins an Frauen, die rhesusnegativ sind und ein rhesuspositives Kind geboren haben, um eine Antikörperbildung zu verhindern

Abkürzungen im Mutterpass

APD	Abdominaler-anteriorer-posteriorer Durchmesser = Durchmesser des Bauches von vorn nach hinten
Apgar	Nach Virginia Apgar benannte Befindlichkeitseinschätzung des Neugeborenen 1, 5 und 10 Minuten nach der Geburt mit 7-10 Punkten als optimale Punktzahl
ATD	Abdominaler-transversaler Durchmesser = Durchmesser des Bauches von einer Seite zur anderen
AU	Abdomenumfang = Bauchumfang
BEL	Beckenendlage = Steißlage = Baby liegt mit dem Kopf oben
Berechnetes Gewicht	Aus den verschiedenen Maßen wird anhand einer Normkurve das Gewicht des Kindes geschätzt. Es kann hierbei zu Abweichungen bis zu 1000 g kommen
BPD	Biparietaler Durchmesser = Kopfdurchmesser von Scheitelbeinhöcker zu Scheitelbeinhöcker (am hinteren Kopfteil)
Cardiotokographische Befunde	Ergebnisse des Herzton-Wehenschreibers (CTG)
Direkter Coombstest	Im Nabelschnurblut wird bei rhesusnegativen Müttern direkt nach der Geburt nach Antikörpern gesucht
Dorsonucheales Ödem	verdickte Nackenfalte beim ca. 13 Wochen alten Embryo, kann z.B. ein Hinweis auf Down-Syndrom sein
Ery	Erythrozyten = rote Blutkörperchen, Träger des Hämoglobins
EU	Extrauteringravidität = Eileiterschwangerschaft
FL	Femurlänge = Länge des Oberschenkels
FOD	Fronto-occipitaler Durchmesser = Kopfdurchmesser von Hinterkopf zur Nasenwurzel
FS	Fruchtsack = Höhle, in der der Embryo heranwächst
Fundusstand	Höhe des obersten Abschnittes der Gebärmutter
Geburtsmodus	Die Art, wie das Kind auf die Welt gekommen ist
Hb	Hämoglobin = roter Blutfarbstoff
HL	Humeruslänge = Länge des Oberarms
Konsiliaruntersuchung	Ein weiterer Arzt oder eine weitere Klinik wird zur Untersuchung hinzugezogen
KU	Kopfumfang
Nabelschnurarterie	Die Nabelschnur besitzt zwei Arterien und eine Vene. Die Arterien transportieren sauerstoffarmes Blut weg vom Kind zur Plazenta
Ödeme	Wassereinlagerungen
pH-Wert	Gibt den Säuregrad des Blutes an. Je gestresster das Kind von der Geburt ist, desto saurer ist sein Blut
Plazentalok.	Plazentalokalisation = Ort, an dem die Plazenta in der Gebärmutter sitzt
QL	Querlage
RR syst./diast.	Blutdruck wird nach Riva Rocci gemessen. Es werden der systolische Wert ermittelt = der Druck, mit dem das Herz das Blut auswirft, und der diastolische = der Druck, der in der Erschlaffungsphase in den Gefäßen herrscht

Sediment	Untersuchung der festen Bestandteile im Urin
SL	Schädellage = Das Kind liegt mit dem Kopf unten
Sp=Spontan	Das Kind ist normal geboren, ohne äußere Hilfe
S=Sectio	Kaiserschnitt
SSL	Scheitel-Steiß-Länge
Symph.-Fundusabstand	Der in cm gemessene Abstand vom Schambein zum höchsten Punkt der Gebärmutter
SSW	Schwangerschaftswoche
Vag. Op.	Vaginale Operation = Geburt mithilfe einer Saugglocke (VE) oder Zange (Forceps)
V. a. Mehrlinge	Verdacht auf mehrere Kinder
Varikosis	Krampfadern

Was ist eine Anamnese?

Auf Seite 5 und 6 finden Sie in Ihrem Mutterpass die Anamnese und die besonderen Befunde in der Schwangerschaft.

In insgesamt 52 Punkten wird anhand verschiedener Befunde eine Anamnese, also Ihre Vor- oder Krankengeschichte, erhoben. Sie wird hierzulande anhand eines so genannten Risikokataloges dokumentiert.

Dieser ist der ausführlichste Katalog auf der Welt und hat sich eigentlich nicht sehr bewährt, da die Voraussagekraft für Geburtskomplikationen sehr gering ist. Sie können ihn selbst ausfüllen oder die Angaben von Ihrer Hebamme oder Ärztin eintragen lassen. Falls Sie bei dem einen oder anderen Punkt ein Kreuz haben, heißt das nicht automatisch, dass Sie eine Risikoschwangere (s. S. 108) sind. Von geburtshilflicher Bedeutung sind z. B. schwere Allgemeinerkrankungen, jede Dauermedikation, Allergien und Komplikationen bei vorausgegangenen Geburten.

Wie kann ich den voraussichtlichen Geburtstermin errechnen?

Wenn Sie einen regelmäßigen Zyklus hatten, d. h. Perioden von annähernd gleicher Länge, können Sie relativ genau den Geburtstermin (= Entbindungstermin / ET) ausrechnen. Allerdings ist dies dann nur der voraussichtliche Stichtag. Nur 5 % aller Kinder werden am errechneten Tag geboren. Die anderen Kinder verteilen sich ganz termingerecht auf die drei Wochen davor und die zwei Wochen danach.

Von der letzten Regel aus berechnet dauert die Schwangerschaft ca. 280 Tage. Wenn Ihr Zyklus 28 Tage umfasste, gehen Sie von dem ersten Tag Ihrer letzten Periode aus und zählen sieben Tage dazu. Dann ziehen Sie drei Monate ab, und zuletzt gehen Sie ein Jahr weiter.

Wie kann ich den Geburtstermin errechnen?

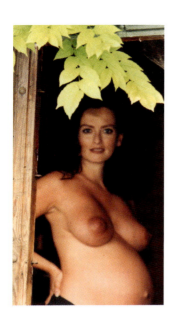

Ist Ihre Regel länger oder kürzer als 28 Tage? Dann rechnen Sie die entsprechenden Tage eines längeren Zyklus' hinzu bzw., wenn Ihr Zyklus kürzer ist als 28 Tage, rechnen Sie die Differenz zu 28 Tagen einfach ab.

Vielleicht kennen Sie sogar den Konzeptionstermin, d.h. Sie wissen, wann das Baby entstanden ist. Dann können Sie mit einer Schwangerschaftsdauer von 266 Tagen rechnen oder vom Konzeptionstermin sieben Tage und drei Monate abziehen und ein Jahr weiterrechnen.

→ **Beispiel für einen 28-tägigen Zyklus:**
1. Tag der letzten Regel: 20. 03. 2003 ➔ ET 27. 12. 2003
   + 7 Tage, - 3 Monate, + 1 Jahr

Konzeption: 03. 04. 2003 ➔ ET 27. 12. 2003
   - 7 Tage, - 3 Monate, + 1 Jahr

Ist Ihr Zyklus 35 Tage lang (wobei die letzten Zyklen größere Aussagekraft haben), zählen Sie einfach sieben Tage dazu ➔ ET 03. 01. 2004

Ist Ihr Zyklus 25 Tage lang, ziehen Sie drei Tage ab ➔ ET 24. 12. 2003

Wenn Ihr Zyklus extrem unregelmäßig ist oder Sie noch einen Stillzyklus hatten, ist es sinnvoll, innerhalb der ersten 10-12 SSW eine gute Ultraschalluntersuchung machen zu lassen. Bei dieser Untersuchung wird u.a. durch Abmessung des Embryos der Termin errechnet. Nach der 12. SSW werden zur Termineingrenzung mehrere Ultraschalluntersuchungen in Abständen von ca. vier Wochen nötig, da die Ungeborenen nach der 12. Woche sehr unterschiedlich wachsen. Auch wenn der voraussichtliche Entbindungstermin (ET) nur ein Fixdatum ist, an das sich das Kind in der Regel nicht hält, ist es nicht unwichtig, eine genaue Zyklusanamnese zu machen. Sie ist von Bedeutung, wenn das Kind zu früh auf die Welt kommen möchte oder Sie den errechneten Termin überschreiten. Die Kontrollen sind dann in der Regel engmaschiger und 10–14 Tage nach dem errechneten Geburtstermin wird Ihnen eine Geburtseinleitung angeraten. Daher kommt es wirklich auf ein paar Tage an, damit die Geburt Ihres Kindes nicht unnötig eingeleitet werden muss.

Hebammen und Ärztinnen nehmen meistens eine Drehscheibe zur Hand, auf der sie rückwirkend vom voraussichtlichen Entbindungstermin die Schwangerschaftswoche ablesen, in der Sie sich befinden. Insgesamt wird von einer 40-wöchigen Schwangerschaftsdauer ausgegangen, d.h. von zehn Lunar-(=Mond-)Monaten. 34 + 4 SSW bedeutet, Sie haben 34 SSW hinter sich, und von der 35. SSW sind bereits vier Tage vergangen. Sie befinden sich also in der 35. SSW. Im Volksmund wird meist noch in Kalendermonaten gerechnet, wodurch dann die neun Monate zustande kommen. Dies stiftet manchmal ein wenig Verwirrung. Am genauesten sind die Angaben in Schwangerschaftswochen (SSW).

Wie wird das Wachsen des Kindes beobachtet?

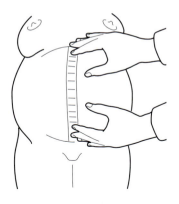

So misst die Hebamme den Symphysen-Fundus-Abstand.

Das Kind wird während der Schwangerschaft durch die Plazenta, den Mutterkuchen, ernährt und dehnt mit seinem Wachsen die Gebärmutter. Diese kann – je nachdem, das wievielte Kind Sie bekommen – zwischen der 12. und 15. Woche von außen getastet werden. Sie nimmt im Laufe ihres Wachstums zwischen dem Schambein und dem Rippenbogen immer mehr Raum ein.

Auch der Nabel dient zur Orientierung. Durch das Abtasten des höchsten Punktes der Gebärmutter und sein Verhältnis zum Schambein bzw. Rippenbogen ergibt sich für die untersuchende Hebamme oder Ärztin der so genannte Fundusstand. Zwischen der 22. und 24. SSW ist der Fundus z. B. auf Nabelhöhe zu tasten, gegen Ende der Schwangerschaft direkt am Rippenbogen oder ein paar Querfinger darunter.

Weil jede Frau anders „gebaut" ist, ist dies aber immer nur ein Zusatzkriterium. Genauer ist das Abmessen des Abstandes vom vorspringenden Punkt des Schambeins bis zum höchsten Punkt der Gebärmutter gerade hoch (SFA). Dieses Maß entspricht in Zentimetern der Schwangerschaftswoche und darf zeitweise bis zu 2 cm darüber oder darunter liegen, da die Kinder auch in Schüben, also nicht so kontinuierlich, wachsen. Dieses Maß gibt keine Aussage darüber, wie lang oder dick das Kind ist, sondern sagt nur, ob die Schwangerschaft zeitgerecht entwickelt ist. Und darauf kommt es ja bei der Beurteilung des kindlichen Wachstums in erster Linie an. Es sollte nicht übersehen werden, dass ein Kind vielleicht nicht weiter wächst, weil die Plazenta nicht mehr gut funktioniert. Aber in der Regel würde dies die Schwangere schon selbst merken.

In Deutschland ist dieses Maß ein wenig in Vergessenheit geraten, während es in anderen europäischen Ländern ein wichtiger Bestandteil der Vorsorge ist. Die Aussagekraft des SFA ist wesentlich genauer als die der Ultraschallbefunde, obgleich diese Untersuchungsmethode sehr unspektakulär ist.

Ein weiteres Maß wird ermittelt, indem die Hebamme den Bauch der liegenden Frau einmal ringsherum abmisst. Dieser so genannte Leibesumfang (LU) ist allerdings auch nur eine ergänzende Methode zu dem SFA. Der durchschnittliche Wert beträgt am Ende der Schwangerschaft meist 105 cm +/− 15 cm.

So einfach kann eine Vorsorgeuntersuchung sein. In unserem technischen Zeitalter kommt Ihnen das vielleicht ein wenig befremdlich vor. Aber die Ergebnisse sprechen für sich.

Welche Untersuchungen sind wichtig?

Bei allen Untersuchungen ist natürlich Ihr persönliches Gefühl oder Ihre eigene Einschätzung von großer Bedeutung. Die Hebamme oder Ärztin wird bei jedem Termin verschiedene Untersuchungen anbieten. Die folgende Auflistung soll Ihnen zur Orientierung dienen, welche Untersuchungen wirklich sinnvoll sind und welche nicht.

Die Grundlage dieser Auflistung ist die bereits erwähnte evidenzbasierte Medizin (s. S. 31), die sich erst langsam in Deutschland etabliert. Sie ist eine gute Basis, um zu erfahren, welche Untersuchungen sich in kontrollierten Studien als Routineuntersuchung bewährt haben, welche nur bei Auffälligkeiten effektiv sind und welche grundsätzlich nicht angewandt werden sollten. Eine individuelle Betrachtung gemeinsam mit einer Hebamme/Ärztin wird dadurch natürlich nicht ersetzt. Welche Untersuchungen Sie im Endeffekt in Anspruch nehmen wollen, entscheiden Sie.

Ein eingeklammertes Kreuz weist darauf hin, dass die Interpretation grundsätzlich noch umstritten ist

Untersuchungen oder Empfehlungen	Routinemäßig sinnvoll	Nur sinnvoll nach strenger Indikation im Einzelfall	Grundsätzlich nicht sinnvoll
8 bis 12 Gesamtvorsorgen	+		
10 bis 20 Gesamtvorsorgen		(+)	
1 bis 2 wöchentliche Vorsorgen in der Frühschwangerschaft			+
Vorsorgeintervalle bis zur 32. SSW alle 4 bis 6 Wochen	+		
Vorsorgen ab der 32. SSW alle 2 Wochen	+		
Vorsorgen ab Termin alle 2 bis 3 Tage	+		
Terminbestimmung nach guter Zyklusanamnese	+		
Terminbestimmung nach Ultraschall		+	
Anamnese	+		
Einteilung mittels Risikokatalog			+
Ausgiebige Beratungen	+		
Strenge Ernährungsregeln			+
Selbstwahrnehmung und -einschätzung der Frau	+		
Ertasten von Fundus und Kindslage	+		
Messen von SFA und LU	+		
KHT und Kindsbewegungen	+		
Vaginale Untersuchungen		+	
Scheiden-pH Messung			+
Pränataldiagnostik		+	

Untersuchungen oder Empfehlungen	Routinemäßig sinnvoll	Nur sinnvoll nach strenger Indikation im Einzelfall	Grundsätzlich nicht sinnvoll
Blutdruckmessung	+		
Erfragen von Ödemen und Varizen	+		
Urinuntersuchung auf Eiweiß und Zucker	+		
Beckenmessung			+
Körpergewicht		+	
CTG		+	
Ultraschall		+	
Amnioskopien		(+)	(+)
Blutgruppe und Rhesusfaktor	+		
Röteln-Titer	+		
Syphilis-Test (LSR)	+		
irr. Antikörper bei Schwangerschaftsbeginn	+		
irr. Antikörper in der 24. bis 28. SSW		+	
Alleinige Hämoglobinbestimmung (Hb)			+
Vierwöchentliche Hb-Bestimmung			+
Ausgangs-Blutbild mit Hb	+		
Wiederholung Blutbild mit Hb		+	
Oraler Glykose-Toleranztest		(+)	(+)
Blutzucker-Tagesprofil mit HbA1		+	
HIV-Test		+	
Hepatitis-B-Test		+	
Triple-Test		(+)	(+)
Vaginale Abstriche		+	
Plazentahormone			+

Was muss ich beachten, wenn mein Rhesusfaktor negativ ist?

Wenn Ihr Rhesusfaktor negativ ist (s. S. 65), wird nach der Geburt aus der Nabelschnur Blut abgenommen und die Blutgruppe des Kindes bestimmt. Falls bei der Geburt rh-positives kindliches Blut in Ihre Blutbahn geraten ist, würden Sie in 25 % der Fälle bis zur nächsten Schwangerschaft Antikörper gegen den Rh-Faktor Ihres bereits geborenen Kindes entwickeln. Sollte Ihr nächstes Kind dann ebenfalls rh-positiv sein, könnte die nach der ersten Geburt angeregte Antikörperbildung (irreguläre Antikörper) bei Ihrem zweiten rh-positivem Kind zu einer Hämolyse, einer Blutzersetzung, führen.

Um das zu verhindern, wird nach der ersten Geburt einer rh-negativen Frau die kindliche Blutgruppe aus dem Nabelschnurblut ermittelt und, falls das Neugeborene rh-positiv ist, der Mutter innerhalb von 72 Stunden nach der Geburt eine Anti-D-Prophylaxe verabreicht. Diese sorgt dafür, dass Sie keine Antikörper bilden und somit in der nächsten Schwangerschaft keine Probleme entstehen. Auch hierfür müssen Sie natürlich Ihr Einverständnis geben.

Wenn Ihr erstes Kind rh-negativ ist wie Sie selbst, muss gar nichts unternommen werden.

Während der Schwangerschaft wurde die Anti-D-Prophylaxe früher nur empfohlen, wenn man Verdacht auf Blutübertritt nach Amniozentese hatte, oder nach Unfällen, Gefäßschäden bei Frauen mit Diabetes oder hohem Blutdruck. Seit einigen Jahren wird diese Anti-D-Gabe jeder rh-negativen Frau bereits als Prophylaxe in der Schwangerschaft empfohlen.

Wenn Ihr Rh-Faktor negativ ist, ist es daher sinnvoll, die Blutgruppe Ihres Partners zu ermitteln. Wenn er rh-positiv ist, kann das Kind rh-positiv oder negativ sein. Ist er ebenfalls rh-negativ, kann das Kind auch nur rh-negativ sein. Sie sparen sich dann die Überlegung, ob Sie in der Schwangerschaft eine Spritze in Anspruch nehmen wollen oder nicht. Ferner bedarf es dann bei Traumen oder nach einer Amniozentese ebenfalls nicht dieser Prophylaxe. Gegen Ende der Schwangerschaft besteht bei einer gesunden Schwangeren ein sehr geringes Risiko einer so genannten Microtransfusion. Der Impfstoff, der verabreicht wird, ist aus menschlichem Gewebe hergestellt und birgt daher ein geringes Restrisiko einer Infektion mit z.B. Hepatitis, HIV oder Tuberkulose. Ob Sie sich die Spritze nun verabreichen lassen oder nicht, ist Ihre Entscheidung. Wichtig ist, dass Sie überlegen, womit Sie persönlich sich sicher fühlen. Eines der beiden minimalen Risiken kann niemand ausschließen.

Muss ich mich vaginal untersuchen lassen?

Bei der vaginalen Untersuchung wird der in die Scheide ragende Teil des Gebärmutterhalses, die Portio, ertastet. Hierbei werden Länge und Festigkeit der Portio und der Muttermund beurteilt. So unterschiedlich wie Frauen aussehen, so unterschiedlich sind auch ihre Gebärmutterhälse beschaffen (wir haben auch alle sehr unterschiedliche Nasen). Die vaginale Untersuchung wurde erst in den 70/80er-Jahren in Deutschland etabliert, ohne dass wissenschaftliche Untersuchungen über ihren Nutzen vorlagen. In dieser Zeit schnellte interessanterweise die Rate der Diagnose „Vorzeitige Wehen" in die Höhe.

Was war geschehen? Wie bei jeder Routineuntersuchung ging man von einer Norm aus und sah abweichende Befunde als pathologisch an. Außer-

dem nahm man an – ohne dies jemals untersucht zu haben! –, dass die Ge-
bärmutterhalsveränderungen in der Schwangerschaft, z.B. eine Verkürzung
oder ein Auflockern und Öffnen des Gebärmutterhalses, mit vorzeitigen
Wehen gleichbedeutend seien. Interessanterweise lassen sich diese Veränderungen aber bei einem Großteil der Frauen beobachten. Mittlerweile
ist bekannt, dass diese absolut keine prognostische Bedeutung haben.

Leider beginnt mit dieser Diagnose meist eine Spirale der Angst und
Verunsicherung durch vermeintliche vorzeitige Wehen, die die Frau selbst
bis dato nicht spürte. Den Frauen geht das Vertrauen in ihren Körper und
ihre Fähigkeit, Veränderungen selbst als Erste zu spüren, verloren. Keine
Frau würde Wehen, die so stark sind, dass sie die Geburt auch nur einleiten
könnten, verpassen (s. S. 155)!

Daher ist eine routinemäßige vaginale Untersuchung in der Schwangerschaft nicht nötig. Abgesehen davon empfinden die meisten Frauen sie als
eine Grenzüberschreitung und als unangenehm. Außerdem werden bei
jeder vaginalen Untersuchung immer wieder Keime hochgeschoben und
Manipulationen am Muttermund vorgenommen. Es ist absolut ausreichend, vaginale Untersuchungen dann vorzunehmen, wenn Probleme
auftreten. Hierzu ist dann mit Sicherheit kein gynäkologischer Stuhl nötig.
Eine normale Untersuchungsliege genügt und ist angenehmer. Sie als
Schwangere können ganz zuversichtlich selbst entscheiden, ob und wie
häufig Sie sich untersuchen lassen möchten und wo.

Sind Vaginalabstriche wichtig?

Die in der Scheide befindlichen Bakterien produzieren Milchsäure, die das
Scheidenmilieu relativ sauer hält (pH von ca. 4) und Sie vor Infektionen
schützt, weil fremde Keime, die die Schleimhaut besiedeln wollen, abgetötet
werden.

Der so genannte Scheiden-pH ist abhängig von vielen Faktoren. Er wird
positiv beeinflusst durch eine gesunde Ernährung (wenig Süßes), Bewegung,
Naturfaserwäsche und pH-neutrale Waschlotionen. Rauchen, Antibiotika,
Anämie, Schlafmangel, Stress, Erschöpfung und enge Hosen beeinflussen ihn
negativ. Dies macht deutlich, welchen Schwankungen er unterworfen ist.
Nach dem Geschlechtsverkehr ist er ebenfalls anders als vorher.

Den Scheiden-pH täglich zu kontrollieren macht daher wenig Sinn. Seit
kurzem wird diese Scheiden-pH-Messung in einigen Regionen stark propa-
giert. Dieses Großforschungsprojekt geht davon aus, dass ein abweichender
pH evtl. zu einer Scheideninfektion, letztlich zu einer Frühgeburt führen
kann.

Natürlich ist heute bekannt, dass Infektionen eine Frühgeburt herbeiführen können. Aber nicht jeder kurzfristig abweichende pH ist ein Zeichen

für eine evtl. bevorstehende Infektion. Es gibt Frauen, deren pH auffällig ist und die gar keine Infektion bekommen, und Frühgeburten, die durch andere Faktoren ausgelöst wurden. Abgesehen davon ist es fraglich, ob der Hang zur Frühgeburt (s. S. 96) sich dadurch überhaupt beeinflussen lässt. Ob eine Infektion auftritt, hängt immer auch davon ab, ob die Frau eine persönliche Anfälligkeit für Infektionen und Kontakt zu entsprechenden pathologischen Keimen hat.

Wenn Sie selbst nun Ihr Scheidenmilieu stärken möchten, können Sie Einiges tun. Zunächst sollten Sie die negativen Faktoren ausschalten und bei Unsicherheiten oder einer Veranlagung zu Vaginalinfektionen als mehrtägige Kur hin und wieder Milchsäurebakterienkapseln oder Biojoghurt einführen. Dies ist bei z. B. nach einem Besuch in der Sauna oder dem Schwimmbad sinnvoll. Verunsicherung und Angst, weil der pH vielleicht 4,5 oder 5 ist, machen aber Stress und nehmen der Frau auch das Zutrauen in ihren Körper, obgleich dies eine Momentaufnahme ist und vielleicht ein minimaler Pozentsatz von Frauen überhaupt Gefahr läuft, eine Infektion zu bekommen.

Routinemäßige Abstriche sind daher auch nicht zu empfehlen.

Eine Infektion ist immer abhängig von der Anzahl der Keime. In einem Abstrich wird jedoch schon ein geringer Keimbestand nachgewiesen, obgleich er noch keine Symptome macht. Unabhängig davon, dass zwei Wochen nach dem Abstrich schon wieder eine Keimverschiebung stattgefunden haben kann, beginnt hier wieder eine Handlungsspirale, bevor eigentlich Beschwerden vorhanden sind.

Wann könnten Sie selbst einen Abstrich vornehmen lassen? Bei auffälligem Ausfluss, der z. B. extrem riecht, juckt, brennt oder farblich auffällig ist. Oder wenn Sie häufig wechselnde Geschlechtspartner haben oder bereits eine Fehl- oder Frühgeburt aufgrund einer Infektion hatten. Frauen, die bereits stark verunsichert sind, sollten überlegen, welcher Weg ihnen persönlich am meisten Sicherheit gibt.

Folsäure, Eisen, Magnesium, Jod und Vitamine – ist die Einnahme unerlässlich?

Vielen Schwangeren werden prophylaktisch verschiedene Medikamente verschrieben. Die Willkür dieser Maßnahmen fällt meist den Frauen auf, die in der Schwangerschaft entweder den Arzt wechseln oder in eine andere Region ziehen. Folsäure, Eisen, Magnesium, Jod und auch Vitamine sind Medikamente, die zu therapeutischen Zwecken eingesetzt werden sollten, wenn ein entsprechender Befund vorliegt. Als Routinegaben sind sie alle nicht gedacht.

Grundsätzlich sollten in der Schwangerschaft keine Kombinationspräparate eingenommen werden.

→ Folsäure

Nach neuesten Untersuchungen wird die Einnahme von Folsäure, einem B-Vitamin, drei Monate vor bis drei Monate nach der Befruchtung empfohlen, um das Auftreten von Neuralrohrdefekten (z. B. Spina bifida, „offener Rücken") zu verringern. Im Idealfall geschieht das schon durch eine ausgewogene Ernährung (s. S. 20).

Wenn Sie sich schlecht ernähren oder es ein Kind mit einem solchen Defekt in der Familie gibt bzw. Sie selbst eines geboren haben, werden 4 mg/Tag verabreicht, wobei 0,8 mg ausreichend wären und es zu weniger Nebenwirkungen kommen würde. Niedrigere Dosierungen sind nicht ausreichend. Nach der 12. SSW hat die Einnahme keinen Sinn mehr, da die Organentwicklung des Kindes abgeschlossen und nicht mehr beeinflussbar ist.

Noch in der Diskussion ist der Verdacht, dass Folsäureeinnahmen zu einer Häufung von Zwillingsschwangerschaften führen können.

→ Eisen

Eisen wird bei einer Anämie, einer Blutarmut, verabreicht. Eine Anämie wird festgestellt durch die Ermittlung eines Blutbildes. Damit wird u. a. der Eisengehalt, der Hämoglobinwert, ermittelt und die Größe und die Eisensättigung der Erythrozyten, der roten Blutkörperchen. In der Schwangerschaft sorgt der Körper ab ca. 20. SSW dafür, dass das Blutvolumen um ca. einen Liter erhöht wird. Allerdings werden im Wesentlichen nur die flüssigen Bestandteile erhöht, nicht die Menge der Blutkörperchen. Das heißt: Ihr Blut wird in der Schwangerschaft einfach verdünnt. Der Hb-Wert ist niedriger als sonst. Gleichermaßen fallen auch der Hämatokritwert, alle festen Blutbestandteile, und die Anzahl der Erythrozyten ab. Es ist also alles mengenmäßig verschoben und dünnflüssiger.

Das geschieht, damit mit steigender Belastung auch in der zweiten Schwangerschaftshälfte die Plazentagefäße gut durchspült werden können und das Kind immer ausreichend versorgt ist. Würde das Blut so dickflüssig bleiben wie zu Beginn, könnte es zu Mangeldurchblutungen der Plazenta und zur schlechteren Versorgung Ihres Kindes kommen.

Ein perfektes System, das seit Jahrtausenden gut funktioniert und dessen Bedeutung wir erst seit neuestem verstehen. Früher ging man davon aus, dass der Hb-Wert nicht abfallen dürfe, damit das Kind weiterhin gut versorgt wird. Deshalb wurden fast jeder Schwangeren Eisenpräparate verschrieben. Mittlerweile ist durch die evidenzbasierte Medizin (s. S. 31) gesichert, dass dies eine Fehlinterpretation war. Der Hb-Wert kann ohne Probleme auf 9,5 oder 10 abfallen, solange die anderen Blutwerte in Ordnung sind (s. S. 43).

Es wurde festgestellt, dass bei einer Eisengabe ohne vorliegende Indikation das Blut so stark verdickt wird, dass es zu vermehrten Mangelgeburten durch die schlechte Plazentadurchblutung und zu Frühgeburten kommt. Die Eisengabe sollte daher in der Schwangerschaft sorgsam abgewogen werden.

Je nach Schweregrad der Anämie können Sie Ihren Ernährungsplan

- mit eisenreichen Nahrungsmitteln (s. S. 20) anreichern
- naturheilkundliche Maßnahmen anwenden (s. S. 43)
- oder Eisentabletten zu sich nehmen (s. S. 44).

Hierbei ist zu beachten, dass Kaffee, schwarzer und grüner Tee die Eisenaufnahme hemmen.

→ Magnesium

Magnesium ist ein Spurenelement, welches die glatte Muskulatur entspannt. Es wird häufig bei Wadenkrämpfen oder Beschwerden, die durch das Wachstum der Gebärmutter ausgelöst werden, verschrieben, ebenso bei vorzeitiger Wehentätigkeit (s. S. 98).

Sinnvoll ist es bei Frauen mit hohem Blutdruck. Zur Vermeidung einer Frühgeburt scheint es sich neuesten Untersuchungen zufolge nicht zu bewähren, da es richtige Geburtswehen nicht stoppen kann.

Leider wird Magnesium extrem häufig verschrieben. Das kann dazu führen, dass die Schwangerschafts-Übungswehen unterdrückt oder reduziert werden (s. S. 55), mit denen die Gebärmutter ihre Muskulatur für die Geburt kräftigt. Außerdem bereiten sie den Gebärmutterhals auf die Geburt vor: Er wird meist um die 30. SSW herum kürzer und weicher und öffnet sich langsam, sodass die kräftigen Geburtswehen dann nicht den harten Gebärmutterhals aufziehen müssen, was wesentlich schmerzhafter ist.

Magnesium dagegen versetzt die Gebärmutter in eine Art Dornröschenschlaf. D. h. sie ist neun Monate lang untrainiert und muss dann plötzlich harte Muskelarbeit leisten. Das funktioniert in der Regel nicht gut. Viele Frauen, die Magnesium einnehmen, überschreiten den errechneten Geburtstermin, haben um den Termin herum noch einen unreifen Gebärmutterhals oder während der Geburt eine Wehenschwäche. Vermutlich rutschen einige Köpfchen durch die fehlenden Schwangerschaftswehen nicht rechtzeitig ins Becken oder legen sich in eine falsche Position. Das Kind braucht die Muskelkraft der Gebärmutter, um seine optimale Startposition einnehmen zu können.

Da bis heute nicht bekannt ist, wann die Wehen wie einsetzen und welche Mechanismen im Körper hierzu ablaufen müssen, ist es ganz sicher ratsam, in diesen unbekannten Zyklus grundsätzlich nicht einzugreifen und während der gesamten Schwangerschaft kein Magnesium zu nehmen (es sei denn, Sie haben einen behandlungsbedürftigen Bluthochdruck). Eine ausgewogene Ernährung ist absolut ausreichend (s. S. 21).

Falls Sie schon Magnesium zu sich genommen haben, können Sie durch geburtsvorbereitende Tees (s. S. 132) Ihre Gebärmutter wieder zum Trainieren motivieren und Ihrem Kind helfen, seine gute Position zu finden (s. S. 131).

→ Jod

Der Jodbedarf steigt in der Schwangerschaft um ca 50 Mikrogramm auf ca. 250 Mikrogramm am Tag an. Bei Frauen mit ausgewogener Ernährung ist dies in der Regel kein Problem. Das Kind bekommt von Ihnen ausreichend Jod, das Sie über die Nahrung aufnehmen. Notfalls knabbert es Ihre Reserven an. Eine ausreichende Jodzufuhr ist also vor allem für Sie selber wichtig, damit Ihre Schilddrüse auch nach der Schwangerschaft gut funktionieren kann.

Routinemäßig verordnetes Jod kann bei Frauen mit nicht bekannter Schilddrüsenüberfunktion zu Schilddrüsenkrisen führen, und mitunter haben die Kinder durch eine Überstimulation mit Jod nach der Geburt auffällige Schilddrüsenwerte.

Ideal ist hier eine ausgewogene Ernährung. Jodreiche Nahrungsmittel wie z. B. Seefisch oder jodhaltige Pflanzen sollten Sie in Ihren Speiseplan aufnehmen (s. S. 21). Der Körper schlüsselt in der Regel so viel aus der Nahrung heraus, wie er braucht. Die Aufnahme aus der Nahrung führt außerdem nicht so leicht zu einer Überdosierung wie isolierte Stoffe in Form von Medikamenten.

→ Vitaminpräparate

Auch Vitamine sollten idealerweise über die Nahrung aufgenommen werden. Da Sie in Mitteleuropa leben, können Sie davon ausgehen, dass Sie mit der Nahrung in der Regel genug Vitamine zu sich nehmen. Raucherinnen allerdings leiden häufiger unter Vitaminmangel. Dieses Problem sollte in der Schwangerschaft nach Möglichkeit ohnehin behoben werden (s. S. 19).

Das Motto „Viel hilft viel" kann auch bei Vitaminen keinen geringen Schaden anrichten. Gerade von fettlöslichen Vitaminen (A, D, E und K), die nicht ausgeschieden, sondern gespeichert werden, nimmt man schnell zu viel zu sich. Überdosiertes Vitamin A kann sogar zu schweren Fehlbildungen beim Kind führen.

Was ist ein CTG, und wann sollte es zum Einsatz kommen?

Ein Cardiotokograph (CTG) ist ein Gerät, mit dem die Wehentätigkeit und die Herztöne des Kindes aufgezeichnet werden. Zu diesem Zweck werden ein Ultraschallkopf und ein Druckmesser, die jeweils über ein Kabel mit dem Apparat verbunden sind, am Bauch der Schwangeren befestigt.

Die Aufzeichnung der Wehentätigkeit hat sehr wenig Aussagekraft, da auch Schwangerschaftswehen aufgezeichnet werden und die Möglichkeit der Aufzeichnung auch davon abhängt, wie dick die Bauchdecke ist. Die Aussagekraft besteht also maximal in der Frequenz der Wehen, nicht in der Qualität. Die Qualität der Wehen kann jede Frau am besten selbst beurtei-

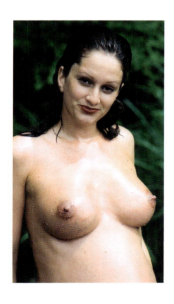

len, was idealerweise durch Abtasten der Bauches durch die Hebamme ergänzt wird.

Die Herztonwehenkurve, die den Verlauf der kindlichen Herzfrequenz aufzeichnet, soll Gefahrensituationen des Kindes zu erkennen helfen.

Nach den deutschen derzeitigen ärztlichen Mutterschaftsrichtlinien wird ein CTG in der Schwangerschaft empfohlen bei geburtshilflichen Komplikationen wie z. B. Mangelentwicklung; beim Abhören entdeckte auffällige Herztöne, die zu schnell (Tachycardie), zu langsam (Bradycardie) oder zu unregelmäßig (Arrythmien) sind; drohender Frühgeburt, stärkeren Blutungen oder Verdacht auf Übertragung (ab 42. SSW). Nach Aussagen deutscher Gutachter würden demnach nur ca. 10% aller Schwangeren ein CTG benötigen. In der Praxis wird entgegen diesen eindeutigen Empfehlungen bei jeder Schwangeren ab der 24.–28. SSW ein CTG geschrieben. Geburtshilfliche Gründe liegen hierbei nicht vor.

Nach internationalen Empfehlungen sollte ein CTG nur bei Auffälligkeiten zum Einsatz kommen, da der routinemäßige Einsatz aufgrund der sehr schwierigen Interpretation der Herztonwehenkurve häufig zu unnötigen Eingriffen führt. Das CTG ist keine Möglichkeit zu beurteilen, ob es dem Kind gut geht. Es ist nur sinnvoll, wenn es bei Verdachtsmomenten ergänzend hinzugezogen wird. Da die Interpretation der geburtshilflichen Situation dann nicht mehr nur von ihm abhängt. Der Einsatz des CTG in der Geburtshilfe hat in den dreißig Jahren seines Bestehens wider Erwarten die geburtshilfliche Situation der Kinder nicht verbessert, dafür aber zu einem immensen Anstieg von Geburtseinleitungen, Kaiserschnitten, Saugglockengeburten, Wehentröpfen und Dammschnitten geführt.

In England weisen in der Initiative „informed choice" Hebammen- und Gynäkologenverband gemeinsam die Frauen in speziellen Informationsblättern auf die CTG-Unsicherheiten hin, damit sie dies ablehnen können. Dies gilt auch für die Geburt. Ein CTG wird nach allen kontrollierten Untersuchungen und auch in den neuesten deutschsprachigen Lehrbüchern nur bei Risikogeburten wie z. B. Frühgeburten oder grünem Fruchtwasser (s. S. 150) empfohlen. Ideal ist es, wenn eine Hebamme eine Frau betreut und nicht gleichzeitig zwei oder drei Frauen. Bei dieser sogenannten 1:1-Betreuung reicht es im normalen Geburtsverlauf aus, wenn die Herztöne alle fünf bis dreißig Minuten mit einem Pinard-Hörrohr oder einem Sonicaid bzw. Dopton abgehört werden, abhängig von der Geburtsphase. Erst bei Auffälligkeiten empfiehlt sich ein CTG. Dies soll Mutter und Kind vor unnötigen Eingriffen schützen, da bei normal verlaufenden Geburten die CTGs so unterschiedlich aussehen können, dass es viel zu häufig aus juristischen Gründen zu den oben genannten, unnötigen Eingriffen kommt. In den meisten deutschen Kliniken wird es noch routinemäßig eingesetzt, da eine 1:1-Betreuung nicht gewährleistet werden kann und das geburtshilfliche Team zur juristischen Absicherung das CTG verwendet.

Häufig engt es durch die begrenzte Länge der Kabel die Bewegungsfreiheit der Mutter ein. In den Praxen werden CTGs oft in Rückenlage geschrieben, wodurch ungefährliche Herztonveränderungen beim Kind auftreten können, da durch die Schwere der Gebärmutter einige Blutgefäße in dieser Position abgedrückt werden. Dies führt wiederum häufig zu überflüssigen Klinikeinweisungen.

CTG sollte demnach nur nach strenger Indikation angewandt werden, da es sonst mehr schadet als nutzt.

Ist Ultraschall schädlich?

Hierbei scheiden sich zurzeit noch die Geister. Die Ultraschallwellen sind hochfrequente Schallwellen, die wir nicht mehr hören können. In der Urologie werden sie zur Nierensteinzertrümmerung eingesetzt, in der Geburtshilfe seit ca. 30 Jahren. Es erhitzt erwiesenermaßen das Fruchtwasser. Den meisten Frauen fällt auf, dass sich ihr Kind beim CTG oder Ultraschall stark bewegt. Durch die Erhitzung werden vielleicht Fluchtreflexe ausgelöst, die das Kind zur stärkeren Bewegung veranlassen. Die Geräuschkulisse einer Ultraschalluntersuchung ist für ein Ungeborenes durch das Fruchtwasser als Träger vermutlich so wie für uns eine U-Bahn-Fahrt. Ob es organische Schäden verursachen kann, ist noch umstritten, wird allerdings auch in Deutschland nicht untersucht. Es gibt weltweite Studien, die belegen, dass es gerade nach Ultraschalluntersuchungen in der Frühschwangerschaft vermehrt zu Fehl- oder Totgeburten kommen kann. Die evtl. Schädigung von Zellen wird ebenfalls diskutiert.

Relativ sicher ist wohl die Tatsache, dass Kinder, die häufig Ultraschallwellen ausgesetzt sind, ein geringeres Geburtsgewicht und häufiger Hör- und Leseschwächen haben als andere Kinder. Ob dies Langzeitwirkungen sind, ist noch ungeklärt. Die meisten Länder gehen daher sehr vorsichtig mit dem Einsatz von Ultraschall um. In Japan wird er nur bei dringender Indikation angewandt, ebenso in den Niederlanden. In Skandinavien gibt es nur eine Ultraschall-Untersuchung in der Schwangerschaft (16.–20. SSW), in Dänemark kommt seit 2001 gar kein Routine-Uultraschall mehr zum Einsatz. Die Vereinigung der Gynäkologen in den USA warnt vor einem routinemäßigen, unreflektiertem Einsatz von Ultraschalluntersuchungen. Die Weltgesundheitsorganisation (WHO) empfiehlt aufgrund der noch mangelnden Datenlage in der Schwangerschaft keine routinemäßigen Ultraschalluntersuchungen.

Es sollte immer eine Indikation vorliegen wie z. B. starke Blutungen, ein zu kleines Kind oder der Wunsch nach Pränataldiagnostik. Ultraschall sollte nicht als Babyfernsehen missbraucht werden. Dadurch wird der positive Effekt, den er zweifelsohne als Diagnostikum bei bestimmten Indikationen hat, geschmälert.

Wie viele Ultraschalluntersuchungen sind sinnvoll?

Deutschland ist das einzige Land, in dem drei Ultraschalluntersuchungen während der Schwangerschaft empfohlen werden.

1. In der 9.–12. SSW als vaginaler Ultraschall, um die Schwangerschaft und den Sitz der Schwangerschaft (in oder außerhalb der Gebärmutter) zu bestätigen, die Anzahl der Embryonen zu ermitteln, den Termin zu bestimmen und den Embryo zu beurteilen

2. In der 19.-22. SSW, um die zeitgerechte Entwicklung, die Beschaffenheit der Plazenta und die Organentwicklung des Ungeborenen zu beurteilen

3. In der 29.-32. SSW, um die zeitgerechte Entwicklung, die Beschaffenheit der Plazenta und die Größe und Lage des Kindes zu beurteilen

Alle kontrollierten weltweiten Untersuchungen, die in der evidenzbasierten Medizin gebündelt sind, sowie die Empfehlungen der WHO geben eindeutige Empfehlungen zum Einsatz von Ultraschall in der Geburtshilfe. Er sollte nur selektiv, nicht routinemäßig eingesetzt werden – nicht allein wegen der noch nicht ausreichend erforschten Nebenwirkungen, sondern weil der geburtshilfliche Nutzen in der Regel viel geringer ist als erwartet. Es gibt viel zu viele Fehldiagnosen, die wiederum zu häufigeren Eingriffen führen.

Zur Schwangerschaftsfeststellung reicht ein Urintest oder Bluttest in der Regel aus. Frauen, deren Embryo sich nicht in die Gebärmutter eingenistet hat, haben in der Regel Beschwerden, und Frauen, deren Plazenta vor dem Muttermund liegt, haben zu 98 % Blutungen. Beide Diagnosen werden meist sowieso bei einer Routine-Ultraschalluntersuchung übersehen! Auch hier ist das Gefühl der Frau wieder wesentlich aussagekräftiger.

Wird das Wachsen des Kindes mit dem guten, alten Zentimetermaß verfolgt, ergeben sich viel verlässlichere Werte und Prognosen. So fallen auch Zwillingsschwangerschaften eindeutig auf. Die Lage des Kindes kann spätestens ab der 32. SSW sehr gut von außen getastet werden. Die körperliche Untersuchung ist hier wesentlich effektiver, da die genormten Wachstumskurven sehr häufig zu Fehldiagnosen führen (s. S. 72). Nur 30 % aller zu kleinen Kinder werden durch Ultraschall in der Schwangerschaft überhaupt entdeckt, während viele Kinder, die als zu dick eingestuft werden, im Endeffekt weniger als 4000 g wiegen (s. S. 118).

Natürlich ist dies kein generelles Votum gegen den Ultraschall. Er ist dann notwendig und effektiv, wenn bei der körperlichen Untersuchung Auffälligkeiten entdeckt wurden, da bereits eine Vordiagnose vorliegt und der Ultraschall ergänzend zur Abklärung beitragen kann. Außerdem ist er sinnvoll in der Hand eines Ultraschallspezialisten, wenn Sie die Pränataldiagnostik nutzen möchten, um Fehlbildungen ausschließen zu können.

Sollte ich kurz vor der Geburt einen Ultraschall machen lassen, um zu sehen, ob die Nabelschnur um den Hals meines Kindes liegt?

Diese Frage wird immer wieder gestellt. Einen Ultraschall zu diesem Zweck machen zu lassen ist absolut sinnlos. Zum einen hat sich ca. jedes dritte Kind die Nabelschnur irgendwo umgewickelt, zum anderen ist dies im Ultraschall nicht eindeutig zu beurteilen, d. h. es wird nicht immer sichtbar, ob sie um den Hals gewickelt ist oder nur daneben liegt. Es kann auch nicht beurteilt werden, ob sie lang und locker darum liegt oder kürzer und straffer umgewickelt ist. Es gibt wunderschöne Wassergeburten, bei denen die Kinder die Nabelschnur ein- bis viermal um den Hals haben und es ihnen keine Probleme bereitet, weil sie keinem Zug ausgesetzt ist.

Ob die Lage der Nabelschnur Probleme macht, kann eigentlich erst unter der Geburt beurteilt werden, durch das Abhören der Herztöne und die Beobachtung des Geburtsfortschrittes. In der Regel unterliegt die Geburt dem System der Arterhaltung, d. h. Kinder, die eine sehr kurze Nabelschnur haben, sorgen dafür, dass sie so lange wie möglich nicht in das Becken rutschen. Davor schützt sie in der Regel auch eine heile Fruchtblase. Entweder sie bleiben trotz Wehen oben, oder sie warten, bis der Weg frei ist und sie zügig geboren werden können.

Aber all das kann erst beurteilt werden, wenn die Wehen in Gang gekommen sind. Wenn vorher Diagnosen solcher Art gefällt werden, sind sie schlicht und ergreifend falsch. Das Einzige, was diese Diagnose bewirkt, ist, dass Sie oder auch Ihr geburtshilfliches Team Angst haben und die Geburt dadurch manchmal leider einen anderen Verlauf nimmt.

Probleme mit der Nabelschnur gibt es eher selten.

Pränataldiagnostik

Wenn du über andere urteilst, ist es hilfreich, dir darüber im Klaren zu sein, dass es sich um Werturteile handelt. Versuche nicht, diese zu rechtfertigen. Verdamme dich nicht dafür, dass du sie hast. Sei dir nur dessen bewusst, dass du, wenn du einen Menschen bewertest, nicht erkennen kannst, wer er ist.
PAUL FERRINI

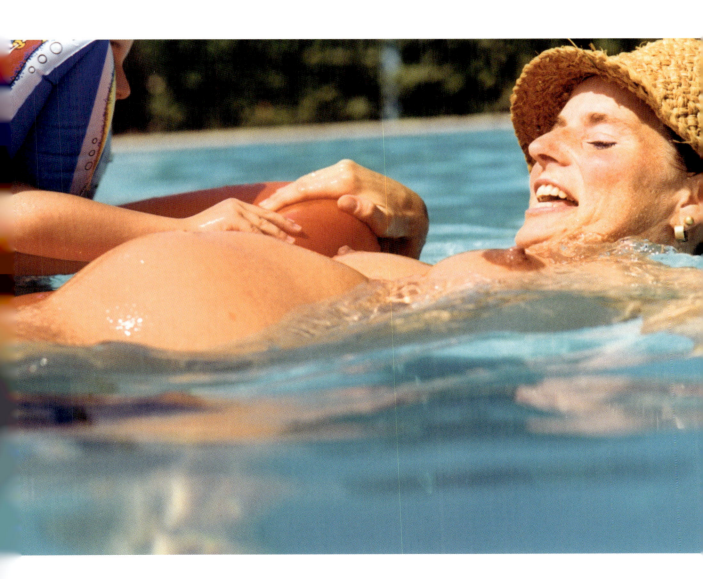

Was ist Pränataldiagnostik?

Pränataldiagnostik ist jede vorgeburtliche Untersuchung, die Aufschlüsse über das kindliche Befinden geben soll. Es werden nicht-invasive Methoden wie CTG, Ultraschall und Bluttest unterschieden von invasiven Methoden, bei denen kindliche Zellen aus dem Fruchtwasser, der Plazenta oder der Nabelschnur entnommen werden, wie Amiozentese, Chorionzottenbiopsie und Nabelschnurpunktion (s. S. 87/88).

Sie ist in den 70er-Jahren entstanden, und seit den 90er-Jahren gehört sie leider obligatorisch zur Schwangerenvorsorge. Es kommt heute so gut wie keine schwangere Frau daran vorbei, sich mit diesem Thema auseinanderzusetzen.

Ist Ultraschall auch Pränataldiagnostik?

Jeder Ultraschall ist Pränataldiagnostik, da jedesmal das Kind betrachtet wird. Auch Ultraschall, der als Babyfernsehen verstanden wird, ist Pränataldiagnostik. Es kann von keiner Ärztin verlangt werden, dass sie bei Durchführung der Untersuchung ihre Augen verschließt. Sie ist juristisch dazu verpflichtet, selbst bei nur geringer Wahrscheinlichkeit über evtl. Befunde zu informieren. Wenn Schwangere / Eltern diese Untersuchung wünschen, nur um z. B. das Geschlecht zu erfahren, kann diese Begutachtung nicht von dem Gesamtblick getrennt werden. In diesem Moment lassen sie sich auf die Pränataldiagnostik mit allem Für und Wider ein.

Welche Untersuchungen gibt es heute?

→ **CTG**
Aufzeichnung des kindlichen Herztonmusters, s. S. 80.

→ **Ultraschall**
s. S. 83.
In der 9.–12. SSW geht es um die Entdeckung von Entwicklungsstörungen und seit neuestem das Messen der Nackenfalte. Liegt ein Nackenfaltenödem vor, kann dies in 30–50 % aller Fälle ein Hinweiszeichen für eine Trisomie 21, das Down-Syndrom, sein. Es wird hierzu mit dem Alter der Mutter verglichen und nach der statistischen Wahrscheinlichkeit eine Bewertung vorgenommen. Optimal hierfür ist allerdings die 13. SSW.

Manchmal wird versehentlich die Eihaut, das Amnion, mitgemessen oder die Nabelschnur. Die Genauigkeit dieser Untersuchung hängt von der Ausbildung der Ärztin und der Qualität des Ultraschallgerätes ab. Der Untersucher sollte eine spezielle Ausbildung besitzen (DEGUM 2 oder 3).

Die meisten gynäkologischen Praxen sind zu diesen Untersuchungen nicht in der Lage – fragen Sie einfach gezielt nach.

Ultraschall in der 19.–22. SSW: In diesem Schwangerschaftsstadium sind alle Organe angelegt. So können z. B. Herzfehler, Extremitäten, Nierenfehlbildungen, ein offener Rücken, Hirnfehlbildungen, offene Bauchdecken oder ein nicht geschlossenes Zwerchfell entdeckt werden. Das Problem dieses Organ-Screenings ist die Interpretation der Entdeckungen. Besonders bei der Beurteilung der Hirnentwicklung sind bei dieser sehr jungen Diagnostik viele Fehldiagnosen möglich. Niemand weiß bis heute genau, welche neurologischen Fehlbildungen welche Folgen für das Kind haben. Gerade das Gehirn kann Fehlentwicklungen häufig kompensieren. Es gibt z. B. Kinder, bei denen die Hälfte des Hirnstammes fehlt oder die Hirnhälften sehr unterschiedlich ausgeprägt sind. Meist wird ihnen gemäß dem derzeitigen Wissensstand bescheinigt, dass sie nicht lebensfähig sind. Entschließen sich die Eltern, das Kind trotzdem auszutragen, sind diese Kinder nach der Geburt nicht selten gesund und entwickeln sich völlig unauffällig!

Auch diese Untersuchung sollte, wenn sie gewünscht ist, nur eine Ärztin mit DEGUM-2- oder -3-Ausbildung machen. Die Interpretation bleibt aber auch dann schwierig.

Der Zeitpunkt der 19.–22. SSW ist festgelegt worden, weil zum einen die Organe erst dann gut zu sehen sind, zum anderen das Kind, falls die Eltern sich für einen Abbruch entscheiden, noch nicht lebensfähig ist. Wenn ein Abbruch für Sie grundsätzlich nicht infrage kommt, können Sie diese Untersuchung auch erst in der 26. SSW machen lassen.

Ultraschall in der 29.–32. SSW: Die Weiterentwicklung der Extremitäten und die Organstrukturen werden beurteilt. In der Regel hat diese Untersuchung keine weiteren Konsequenzen. Die Aussagen zur Größe des Kindes sind mit absoluter Vorsicht zu genießen, s. S. 118.

→ Chorionzottenbiopsie (CVS)

Hier wird in der 10.–12. SSW Zellmaterial direkt aus der Plazenta entnommen, um Chromosomenauffälligkeiten und Stoffwechselerkrankungen wie Mukoviszidose oder Muskeldystrophie festzustellen.

Der Eingriff wird durch die Scheide oder durch die Bauchdecke vorgenommen. Das Fehlgeburtsrisiko liegt bei 1,75–2,6 %. Das Ergebnis liegt innerhalb von drei Tagen vor. Ganz selten werden durch Zirkulationsstörungen Extremitätenfehlbildungen nach CVS beobachtet. An der betroffenen Stelle der Plazenta kann es zu Thrombosen kommen, oder die Eihaut kann verletzt werden.

→ Amniozentese (AC)

Frühestens in der 15.–17. SSW entnimmt man ca. 10 % des Fruchtwassers durch die Bauchdecke, um fetale Zellen zu gewinnen. Auch hier können nur

Chromosomenauffälligkeiten entdeckt werden, Stoffwechselerkrankungen oder geistige Behinderungen nicht. Das Ergebnis liegt nach 10 bis 14 Tagen vor. Das Fehlgeburtsrisiko liegt bei 0,5–1,0 %. Sehr selten kann es durch eine AC zu Kontraktionen, Schmierblutungen, Eihautentzündung oder -ablösung kommen und zur Verletzung des Fetus.

→ **Nabelschnurpunktion (FBS)**

Durch die Bauchdecke der Frau werden unter Ultraschallsicht frühestens ab der 18. SSW aus der kindlichen Nabelschnur 2–5 ml Nabelschnurblut entnommen. Indikationen sind: Chromosomenbestimmung, Ermittlung des kindlichen Blutbildes bei Verdacht auf z. B. Rhesusunverträglichkeiten oder zum Nachweis fetaler Infektionen. In der Regel liegen hierfür vorher Verdachtsmomente vor. Die FBS kann außerdem aus therapeutischen Gründen, z. B. für einen Blutaustausch, durchgeführt werden. Das Fehlgeburtsrisiko liegt bei 1 %, und das Ergebnis ist nach 2–4 Tagen, bei Infektionen nach ca. einer Woche zu erwarten. Auch hier sind Komplikationen wie bei der Amniozentese möglich.

Wie sicher ist der Triple-Bluttest?

Beim Triple-Test werden in der 16.–18. SSW aus dem mütterlichen Blut drei Hormonwerte bestimmt: Alpha 1-Fetoprotein (AFP), humanes Choriongonadotropin (hCG) und unkonjugiertes Östriol (E3). Die ermittelten Hormonwerte werden zur Schwangerschaftswoche in Beziehung gesetzt. Das Ergebnis ist ein statistischer Mittelwert, der die Wahrscheinlichkeit für Trisomie 21 und Neuralrohrdefekte (z. B. Spina bifida) angeben soll.

Die Sicherheit der Ergebnisse ist abhängig von der genauen Schwangerschaftswoche und dem Gewicht der Frau. Wenn Sie insulinpflichtige Diabetikerin sind, haben Sie einen niedrigen, als Farbige und Raucherin einen erhöhten AFP-Wert. HCG und E3 sind dagegen bei Raucherinnen herabgesetzt. Wenn Sie Mehrlinge erwarten, haben Sie grundsätzlich höhere Werte.

Die Aussagekraft dieses Testes ist sehr gering, die Ermittlung der einzelnen Hormonwerte ebenfalls. Von 1000 Schwangeren haben nach dem Triple-Test 40 ein erhöhtes Risiko, ein Kind mit Neuralrohrdefekt zu erwarten; nur zwei Frauen sind tatsächlich davon betroffen. 80–100 zeigen ein erhöhtes Risiko für Trisomie; nur eine oder zwei sind davon betroffen. Andererseits kann eine Frau mit unauffälligem Test trotzdem ein Kind mit einer der beiden Erkrankungen gebären.

Dieser Test sollte daher nur nach einer Aufklärung erfolgen, im Idealfall durch eine erfahrene Pränataldiagnostikerin, ergänzend zu einer anderen Untersuchung.

Muss ich überhaupt Pränataldiagnostik machen lassen?

Welches Bild haben Sie von Ihrem Kind? Was verbindet Sie mit ihm? Was möchten Sie über Ihr Kind wissen und warum? Haben Sie schon miteinander kommuniziert? Versuchen Sie sich diese Fragen vor einer Inanspruchnahme der Pränataldiagnostik zu stellen. Gehen Sie mit Ihrem Kind in Kontakt und erklären Sie ihm Ihre Ängste und Sorgen. Erzählen Sie ihm, was Sie machen möchten und warum. So treffen Sie Ihre Entscheidung vielleicht nicht leichter, aber in dem Gefühl, Ihrem Kind gegenüber ehrlich zu sein. Sonst leben Sie in der Zeit des Wartens abgespalten von ihm und müssen erst wieder eine Beziehung aufbauen. Falls Sie sich gegen eine Fortsetzung der Schwangerschaft entscheiden, fällt Ihnen der Entschluss hierdurch keineswegs leichter. Dies ist ein Trugschluss.

Die Inanspruchnahme jeglicher Pränataldiagnostik ist absolut freiwillig. Sie müssen ärztlicherseits lediglich darüber informiert werden. Es ist weder für eine spätere Krankenversicherung erforderlich, wie teilweise bereits in den USA, noch aus anderen Gründen. Sie müssen wissen wollen, ob bei Ihrem Kind Fehlbildungen vorliegen oder nicht. Ebenso entscheiden Sie über das weitere Vorgehen bei Auffälligkeiten. Dies kann auch bedeuten, dass Sie über Leben oder Tod Ihres Kindes entscheiden müssen.

Die Entdeckungsrate von Fehlbildungen liegt in normalen Praxen bei ca. 30 %. In Spezialpraxen mit DEGUM-2-Ausbildung bei maximal 70–90 %. Eine 100-prozentige Entdeckungsrate gibt es nicht. Und auch in einer guten Praxis kann Ihnen nicht eine 100-prozentige Garantie für ein gesundes Kind gegeben werden. Diese Garantie gibt es nicht. Ein Großteil der Erkrankungen und Behinderungen entsteht erst nach der Geburt durch z. B. Infektionen oder Unfälle. Jede Frau, jedes Paar wünscht sich ein gesundes Kind. Aber dies ist ein Wunsch und keine technische Machbarkeit, auch wenn dieser Eindruck gelegentlich entsteht.

96 % aller Kinder werden gesund geboren. Nur bei 4 % der Kinder sind Auffälligkeiten festzustellen, bei denen es sich sowohl um leichte kosmetische als auch um schwere Behinderungen handeln kann. Ich würde Ihnen gern wärmstens ans Herz legen, sich vor der ersten pränatalen Untersuchung an eine Beratungsstelle zu wenden. Adressen vor Ort erhalten sie von *Pro familia, Cara, NAKOS* u. a. (s. S. 172). So können Sie sich bewusst für die Untersuchungen entscheiden, die Ihnen wichtig sind, und zu einer Zeit, wo Sie, wenn Sie sich gegen das Kind entscheiden sollten, ihm einen Fetozid ersparen können.

Egal wie Sie sich entscheiden: Sie allein müssen den Rest Ihres Lebens mit der Entscheidung leben. Deswegen sollten Sie sich nicht zu schnell zur Entscheidung drängen lassen. Je bewusster der Entschluss, desto besser können Sie später damit leben. Entscheidend ist hierbei vor allem Ihr Gefühl.

Welche Konsequenzen hat diese Diagnostik?

Therapeutisch-medizinische Konsequenzen noch so gut wie keine. Medikamentöse Therapien oder Operationen am Ungeborenen gehören zur Zeit noch eher zur Kategorie der Experimente als in den Bereich der Therapien.

Bei ganz wenigen Fehlbildungen wie z. B. schweren Herzfehlern oder offenem Rücken oder Bauchdecke wird als Geburtsort eine Klinik mit angeschlossenen Operationsmöglichkeiten für das Kind empfohlen. Dies kommt aber sehr selten vor.

Einige Paare wollen sich einfach „nur" einstellen können auf eine evtl. Behinderung und können mit dem Wissen besser leben als mit dem Nichtwissen. Auch wenn sie wissen, wie unsicher die Aussagen sind.

Mögen diese Intentionen noch wie ein Segen anmuten, ist für einen Großteil der Kinder und der Eltern diese Diagnostik auch ein Fluch. Der lebendige Prozess der Schwangerschaft wird immer mehr zu einem überwachungspflichtigen Produktionsprozess.

Der Großteil der Kinder, bei denen Auffälligkeiten entdeckt werden, wird heutzutage abgetrieben. So entscheiden sich 95 % aller Frauen, deren Kind Trisomie 21 (das Down-Syndrom) hat, für einen Abbruch. Die Pränataldiagnostik ist in der Praxis eine selektive Diagnostik, die dazu führt, dass die meisten Kinder, bei denen etwas entdeckt wird, im Vorfeld ausselektiert werden. Daher rühren die offen ausgetragenen Debatten um Ethik und Lebensrecht von Behinderten. Kritiker sehen die PD in der Tradition der Eugenik, der Vernichtung „lebensunwerten" Lebens mit sehr modernen Mitteln. Inwieweit die Schwangere / das Paar hier wirklich selbst bestimmt oder einfach in einen Strudel gezogen wird, muss hinterfragt werden. Sowohl Behindertenverbände als auch die Hebammenverbände fordern daher die Ausgliederung der Pränataldiagnostik aus der normalen Schwangerenvorsorge. Sie sollte erst nach einer unabhängigen Beratung und nur auf Wunsch der Frau / des Paares durchgeführt werden.

Die psychosozialen Konsequenzen sind sehr vielfältig. Viele Frauen, die ein gutes Gefühl zu ihrem Kind haben, sind nach einem Verdacht, der sich später häufig noch nicht einmal bestätigt, stark verunsichert. Welche Konsequenzen dies für die Mutter-Kind-Beziehung hat, ist noch weitestgehend unerforscht. Diagnosen, auch wenn sie sich hinterher oft nicht bestätigen, trüben den gesamten Schwangerschaftsverlauf. Das Bild Ihres Kindes wird durch diese Diagnostik beeinflusst. Es verliert häufig sein persönliches Gesicht und wird zu einer Fehlbildung oder einem Syndrom. So manches Wunschkind kosten sie das Leben. Es kann einerseits immer mehr entdeckt werden, andererseits gibt es immer noch so gut wie keine ausreichenden Therapiemöglichkeiten und keine Langzeituntersuchungen, anhand derer die Bedeutung für das Kind ersichtlich wird. Viele Frauen erleben ihre Schwangerschaft während des Wartens auf das Ergebnis einer Untersuchung als Schwangerschaft auf Abbruf. „Ich will mich noch nicht freuen. Ich weiß ja noch nicht, ob alles gut ist." Häufig verdrängen diese Frauen auch die Kindsbewegungen aus Angst vor emotionaler Bindung, was verständlich ist. Der werdenden Mutter geht es damit meist nicht gut. Wie geht es dem Kind? Spätestens ab der 16. SSW hat es ein ausgeprägtes Seelenleben. Es wartet auf das Ergebnis, ob es angenommen wird oder nicht? Die Auswirkungen sind noch nicht abzusehen. Dieser forcierte Einsatz der Pränataldiagnostik existiert seit den 90er-Jahren.

Wie entscheide ich mich, wenn etwas festgestellt wird?

Wichtig ist eine psycho-soziale Beratung in einer unabhängigen Einrichtung (s. S. 171) und ein angemesser Abstand zwischen der Diagnose und der Entscheidung.

Die Entscheidung über das weitere Vorgehen können allerdings nur Sie selbst treffen. Hierzu ist hilfreich, sich deutlich zu machen, wie schwierig bis unmöglich die Aussagen über den Schweregrad einer Behinderung sind. Es wurden gesunde Kinder abgetrieben, und vermeintlich nicht lebensfähige Kinder, deren Eltern den Mut hatten, die Schwangerschaft auszutragen, kommen munter und gesund zur Welt. Andere Kinder leben mit im Vorfeld nicht entdeckten Fehlbildungen.

Viel hängt von Ihrer persönlichen Lage ab. Sind Sie allein erziehend und fühlen sich nicht in der Lage, ein behindertes Kind groß zu ziehen? Oder haben Sie schon mehrere Kinder und fühlen sich mit einem behinderten Kind zusätzlich überfordert? Lehnen Sie ein behindertes Kind kategorisch ab?

Wenn Sie bis zur 24. SSW Ihre Entscheidung gegen Ihr Kind treffen, wird die Geburt eingeleitet. Das Kind wird während oder nach der Geburt sterben. Fällen Sie diese Entscheidung erst nach der 24. SSW, ist das Kind lebensfähig. Ein Abbruch nach Pränataldiagnostik kann heute bis zum errechneten Geburtstermin durchgeführt werden. In solch einem Fall wird ein so genannter Fetozid durchgeführt, d. h. das Kind wird im Mutterleib getötet, damit es nicht lebend geboren wird und dann behandelt werden muss. Diese Art der Kindstötung ist zurzeit absolut legal. Erst ab Wehenbeginn ist das Kind geschützt. Dies sind die dunkelsten Seiten der PD.

Wer hilft mir, wenn mein Kind krank oder behindert sein wird?

Wenn bei der Pränataldiagnostik eine Erkrankung oder Behinderung des Kindes festgestellt wurde, ist es sinnvoll, eine Beratungsstelle, z.B. *Pro Familia* oder eine kirchliche Einrichtung, aufzusuchen, die Sie über die entsprechenden Hilfsmöglichkeiten informiert. Sie können sich auch an *Cara* oder *NAKOS* wenden (s. S. 172). Hier erhalten Sie Adressen von Beratungsstellen und Selbsthilfegruppen in Ihrer Nähe. Der Kontakt zu einer entsprechenden Selbsthilfegruppe ist sehr sinnvoll, da Sie sich mit Betroffenen austauschen können und emotionale und alltägliche Unterstützung erfahren, was besonders für Behördengänge eine Erleichterung darstellt.

Solch eine Diagnose ist natürlich ein großer Schock. Was bedeutet denn z. B. Down-Syndrom: Da wird gerade der Austausch mit Eltern, deren Kinder eine vergleichbare Behinderung haben, sehr wichtig. Die Diagnose ist sehr abstrakt. Durch den Kontakt mit Kindern, die das Down-Syndrom haben, bekommt sie ein menschliches und persönliches Gesicht. Der persönliche Kontakt baut die großen Berührungsängste ab, und der Entschluss, das Kind anzunehmen, kann vielleicht leichter gefasst werden.

Wenn die Schwangerschaft zu früh endet

Manche Blumen blühen nur für ein paar Tage – von allen bewundert und geliebt als Zeichen der Hoffnung und des Frühlings.
Elisabeth Kübler-Ross

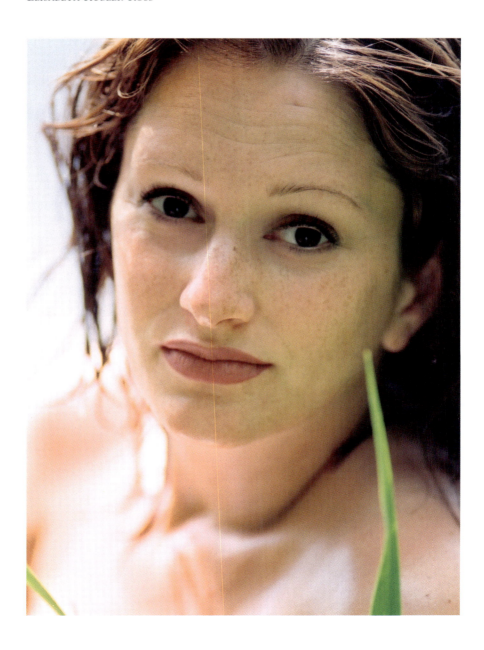

Wann wird von einer Fehlgeburt gesprochen?

Von einer Fehlgeburt (Abort) wird gesprochen, wenn die Schwangerschaft vorzeitig und spontan endet. Der Embryo oder Fetus wiegt unter 500 g und hat keine Lebenszeichen. Wiegt er 450 g und hat nach der Geburt ein Lebenszeichen, z. B. ein schlagendes Herz, so wird von einer Frühgeburt gesprochen. Wiegt das Kind über 500 g und hat keine Lebenszeichen, spricht man von einer Totgeburt. Totgeburten sind beim Standesamt ebenso meldepflichtig wie Lebendgeburten.

Diese im ersten Moment etwas pietätlos anmutenden Unterscheidungen können für Sie wichtig sein, denn sie gewährleisten zumindest den Frauen, die nach dieser Definition eine Tot- oder Frühgeburt haben, ihren Anspruch auf Mutterschutz. Frauen, die eine Fehlgeburt haben, müssen sich krankschreiben lassen. Sie haben keinen Mutterschutzanspruch.

Die frühere Definition, als Fehlgeburt alle Kinder zu bezeichnen, die vor der 28. SSW geboren werden, ist u. a. aufgrund der Fortschritte auf dem Gebiet der Neonatologie und der damit verbundenen immer früheren Überlebensfähigkeit der Kinder verworfen worden.

Für die Schwangere selbst ist es so oder so immer der Verlust eines Kindes, unabhängig davon, unter welche Definition es fällt. Die gemeinsame Zeit mit diesem Kind, das sich aus welchen Gründen auch immer entschlossen hat, nicht zu bleiben, ist unwiederbringlich vorbei. Wichtig ist es, dieses Ereignis, auch wenn es noch so schwer ist, akzeptieren zu lernen und zu trauern. Hilfreich hierbei ist auch das übliche Ritual der Beerdigung eines tot geborenen oder verstorbenen Kindes.

Die Beerdigung der Kinder, die als Fehlgeburt eingestuft werden, ist auf Wunsch der Eltern mittlerweile möglich und kann ein sinnvoller Beitrag zur Trauerarbeit sein.

Aus medizinischer Sicht ist wichtig zu wissen, dass Frauen, die rhesusnegativ sind, auch nach einer Fehlgeburt eine Anti-D-Immunprophylaxe erhalten müssen (s. S. 75).

In den meisten Kliniken wird man Ihnen nach einer Fehlgeburt eine Ausschabung der Gebärmutter empfehlen. Das ist allerdings mittlerweile etwas umstritten, da es ein nicht unerheblicher Eingriff für die Gebärmutter ist. Falls Sie nicht lang anhaltend extrem stark bluten oder die Nachgeburt unvollständig geboren wird, kann erst einmal abgewartet werden. Blutwerte, die auf noch aktives Plazentagewebe hinweisen, zeigen später an, ob sich in der Gebärmutter noch Gewebereste befinden. Dies kann nach Wochen zusätzlich durch Vaginalultraschall bestätigt werden. Neue Studien belegen, dass die Routine-Ausschabung nicht sinnvoll ist. Wartet man ab, benötigen nur ca. 25 % der Frauen noch eine Ausschabung, d. h. 75 % hätten umsonst eine Ausschabung erlitten.

Kann ich eine Fehlgeburt verhindern?

Diese Frage stellen sich viele Frauen und martern sich mit Schuldgefühlen. Das ist sinnlos, denn Fehlgeburten können meist nicht verhindert werden. 50 % der Fehlgeburten erfolgen, weil der Embryo nicht entwicklungsfähig ist, und 10 % wegen Ursachen, die an der Plazenta liegen. Gründe hierfür können sein: Chromosomendefekte, Umwelteinflüsse, Infektionen, mütterliche Gebärmutterfehlbildungen oder Gebärmutterhalsinsuffizienz, eher selten physische oder psychische Traumen. Immunologische oder hormonelle Ursachen werden ebenfalls diskutiert.

Wenn bei Ihnen eine Fehlgeburt droht, können Sie eine Reihe hilfreicher Maßnahmen ergreifen:
- Beratungsgespräche
- Entspannungs- und Atemübungen
- Massagen z. B. mit dem Tokolyticum-Öl von Stadelmann
- autogenes Training
- körperliche Entlastung
- Wärmeanwendung mit Dinkelkissen oder Wärmflasche
- und alle Maßnahmen, die eine Frühgeburt verhindern helfen können (s. S. 97)

Natürlich sollten Sie sich bei stärkerem Ziehen, Druckgefühl im Unterbauch und Blutungen immer an eine Fachperson wenden, die abklären kann, wie akut der Zustand ist. Grundsätzlich kann gesagt werden, dass Fehlgeburten fast nie aufgehalten werden können. Ganz wichtig hierbei ist natürlich auch Ihre Selbsteinschätzung und Ihr Gefühl, dem Sie trauen sollten. Außerdem können Sie sich auch an eine Hebamme wenden, die zu Ihnen nach Hause kommen kann.

Ab wann wäre mein Kind eine Frühgeburt?

Streng genommen ist jedes Kind, welches vor der vollendeten 37. SSW geboren wird – also mehr als drei Wochen vor dem errechneten Termin –, eine Frühgeburt.

Je später es geboren wird, desto größer ist die Überlebenschance. Wir betreten hier ein Gebiet der Medizin, das Fluch und Segen zugleich ist. Auf der einen Seite steht die Hoffnung, dieses Kind mit allen Mitteln am Leben zu halten, und das Glück der Eltern, wenn es geklappt hat. Auf der anderen steht der Preis, den das Kind, gerade wenn es vor der 30. SSW geboren wurde, und die Eltern zahlen, die durch diese meist monatelange Kinderklinik-Intensivbehandlung gegangen sind. Welche körperlichen Qualen das Kind vielleicht leidet und welche Seelenängste es durch die Trennung von der Mutter aussteht, können wir nicht erfassen.

Die Wiener Kinderärztin Marina Marcovich hat auf diesem Gebiet bahnbrechende Entdeckungen gemacht, die den Lebenswillen und die Überlebensfähigkeit des einzelnen Kindes in engem Kontakt zu seiner Mutter in den Mittelpunkt stellen und die Bedeutung der Apparatemedizin stark relativieren. Leider werden unsere Kinderkliniken nur sehr langsam von diesen Ergebnissen beeinflusst.

Gibt es Anzeichen, die auf eine Frühgeburt hinweisen?

Seit über 10 Jahren kommen unverändert 6–7 % aller Kinder zu früh auf die Welt. Alle Untersuchungen und Maßnahmen, die in dieser Zeit eingeführt wurden, haben nichts daran ändern können. In der Hälfte dieser Fälle liegen die Ursachen bei der Mutter (hoher Blutdruck, Blutungen u. a.) oder beim Kind (Fehlbildungen, Plazentaprobleme). Bei den übrigen 50 % ist die Ursache im Allgemeinen unklar.

Insgesamt wird von diesen Kindern nur jedes vierte vor der 32. SSW geboren, die weitaus meisten nach der 32. SSW und damit zu einer Zeit, wo ihre Überlebenschancen schon extrem hoch sind.

Beim Betrachten dieser Zahlen wird deutlich, wie häufig demnach kein Einfluss genommen werden kann. In der heutigen technisierten Welt wird nur schwer akzeptiert, dass der Mensch einige Ereignisse nicht verhindern kann. Umso bedauerlicher ist die massive Panikmache und Verunsicherung der Frauen. Natürlich ist es wichtig, weiter zu schauen, um evtl. auslösende Faktoren zu erkennen und auszuschließen. Hierbei ist aber mit Sicherheit wichtig, mehr auch die psychosozialen Komponenten und die Selbsteinschätzung der Frauen mit einzubeziehen. Das Bild der vorzeitigen Wehen ist komplex und nicht abhängig von nur einem Befund.

Was bemerken Sie selbst? Vielleicht wird Ihr Bauch mehr als 10–20-mal am Tag schmerzhaft hart, Sie spüren ein Ziehen im Kreuzbein und können schlecht schlafen (möglicherweise schlechter als sowieso schon in der Schwangerschaft). Dann sollten Sie dies mithilfe Ihrer Hebamme oder Ärztin abklären.

Viele Frauen beschreiben eine typische Stresssymptomatik, die der vor Prüfungen ähnlich ist. Gelegentlich kann auch blutiger Schleim abgehen, eine so genannte „Zeichnungsblutung" (s. S. 156), die ein Hinweis auf eine im Gebärmutterhals wirksame Wehentätigkeit sein kann.

Das Hartwerden des Bauches allein sollte Sie nicht beunruhigen, da die Gebärmutter mit den so genannten Schwangerschaftswehen einfach übt, um ihre Muskelmasse aufzubauen und sich fit zu machen für die Geburtswehen.

Haben Sie häufige Scheideninfektionen oder Harnwegsinfekte (s. S. 44), sollten Sie bei den eben genannten Symptomen besonders achtsam sein.

Infektionen können eine Frühgeburt herbeiführen (s. S. 76). Sie sollten aus diesem Grund zügig behoben werden.

Einige Frauen muten sich in der Schwangerschaft auch einfach zu viel zu und versuchen, ihren Berufsalltag mit Renovierungsarbeiten und vielleicht auch noch den anderen Kindern im Haushalt unter einen Hut zu bringen. Das ist in der Regel zu viel und kann sehr schnell und unkompliziert durch eine Krankschreibung bzw. vorübergehende Berufsunfähigkeitsbescheinigung und Haushaltshilfe behoben werden. Manchmal gibt es auch nicht unerhebliche Konflikte in der Paarbeziehung, die natürlich psychischen Stress verursachen.

Wichtig ist es in der gesamten Schwangerschaft, ein Gespür für die Signale des Körpers zu entwickeln. Dies darf allerdings nicht mit einer ständigen Selbstbeobachtung verwechselt werden. Sinnvoll kann es hier sein, Kontakt aufzunehmen mit einer Hebamme, die in Ihrem häuslichen Umfeld einmal gemeinsam mit Ihnen schauen kann, was evtl. ein Problem darstellt und wie Sie es am einfachsten und schnellsten beheben können.

Auf keinen Fall sollten Sie sich jetzt mit Schuldgefühlen plagen. Viele Frauen empfinden den eigenen Körper nach einer solchen Erfahrung als unzulänglich. Hier kann ein ausführliches Gespräch mit einer Fachperson sehr hilfreich sein, da in Ihrem Körper, auch wenn vorzeitige Wehen auftreten, große Potenziale schlummern. Sie können versuchen, dieses Ereignis als Chance zu sehen, dass Sie nicht ständig „alles im Griff" haben müssen und sich Hilfe holen dürfen.

Was kann ich tun, um eine Frühgeburt zu verhindern?

Als Erstes muss natürlich erst einmal die Situation abgeklärt werden. Durch Abtasten Ihres Bauches kann die Anspannung der Gebärmutter gefühlt werden und durch eine vaginale Untersuchung evtl. Veränderungen des Gebärmutterhalses. Vielleicht wird man Sie zwei- oder dreimal hintereinander in kürzeren Abständen untersuchen (z. B. morgens und abends), um zu sehen, ob sich an dem Befund etwas ändert. Ist dies nicht der Fall, sind weitere vaginale Untersuchungen nicht nötig. Ein verkürzter oder weicher Gebärmutterhals und ein bei einer Mehrgebärenden leicht geöffneter äußerer Muttermund sind nicht gleichbedeutend mit vorzeitigen Wehen.

Ist der Muttermund geschlossen und fest, sind die Wehen auf alle Fälle nicht „muttermundswirksam", d. h. keine vorzeitigen Wehen. Diese Diagnose kann nur unter Einbeziehung der verschiedenen Aspekte gefällt werden: Einschätzung der Lebenssituation, Abtasten des Bauches, Schlafverhalten, Stresssymptomatik und vaginaler Befund.

Leider ist die drohende Frühgeburt heutzutage die wohl häufigste Fehldiagnose in der Schwangerschaft. Die Ursachen liegen einerseits in den zu häufigen vaginalen Untersuchungen und andererseits im frühzeitigen CTG-Schreiben (s. S. 80). Die Selbsteinschätzung der Frau wird dabei ausgeschlossen. Das CTG zeichnet aber eben auch die Schwangerschafts- oder Übungswehen auf. Viele Frauen meinen: „Ich hatte eigentlich ein gutes Gefühl, aber meine Ärztin sagt, ich habe vorzeitige Wehen." Das ist natürlich sehr bedauerlich.

Auch hier gibt es eine Reihe von Hilfsmöglichkeiten:
- Krankschreibung
- Haushaltshilfe
- ein ausführliches Beratungsgespräch, was meistens schon zu einem Abbau der vorhandenen Ängste beiträgt
- Massage
- Entspannung- und Atemübungen, die Sie dann auch allein durchführen können
- Spaziergänge oder andere für Sie entspannende Unternehmungen, evtl. mit dem Partner oder einer Freundin
- ein paar Tage Bettruhe – und zwar unverzüglich, nicht erst dann, wenn es in den Terminkalender passt.
- Tokolyticum-Öl von Stadelmann zur sanften Bauchmassage, z. B. durch Ihren Partner
- ein Teegemisch aus Melisse, Johanniskraut, Hopfen und Baldrian zu gleichen Teilen.

Von diesem Gemisch können Sie auf eine Tasse einen Teelöffel geben, aufbrühen und mit Deckel 15 Minuten lang ziehen lassen. Zwei bis drei Tassen täglich sind ausreichend.

Weihnachtsgewürze wie Zimt und Nelken sollten aufgrund ihrer wehenfördernden Wirkung ebenso gemieden werden wie Yogi-Tee oder Eisenkraut.

Wenn wirklich Stress- oder vorzeitige Wehen vorliegen, können Sie zusätzlich alle zwei Stunden eine Messerspitze Bryophyllum 50% von Weleda einnehmen, bis die Beschwerden nachlassen. Danach gehen Sie zum Einnahme-Rhythmus alle drei, nach zwei Tagen alle vier Stunden über, bis es dann nur noch bei Bedarf eingenommen wird. Bryophyllum, Fette Henne, wird in der anthroposophischen Medizin mit großem Erfolg bei vorzeitiger Wehentätigkeit eingesetzt. Eigenmedikationen sind in diesem Fall nicht so sinnvoll. Die Einnahme sollte mit Ihrer Hebamme oder Ärztin abgesprochen werden, damit nichts Wesentliches übersehen wird.

Schulmedizinisch werden Magnesium und Partusisten, ein Beta-Sympathomimetikum, verordnet. Magnesium entkrampft die glatte Muskulatur und wirkt gut bei Schwangerschaftswehen, die aber erhalten bleiben sollen. Bei stärken Wehen scheint es allerdings nach neuesten Untersuchungen keine großartig hemmende Wirkung zu haben.

Kann ich eine Frühgeburt verhindern?

Partusisten in Tablettenform wird schon seit Jahren nicht mehr empfohlen. Dieses Medikament ist nur sinnvoll als kurzfristige Infusion während eines Klinikaufenthaltes wegen drohender Frühgeburt; es hat starke Nebenwirkungen.

Gelegentlich wird den Schwangeren angeboten, bei drohender Frühgeburt einen Gummiring um den Gebärmutterhals zu legen, ein so genanntes Pessar, um ein weiteres Aufgehen zu verhindern. Die Pessare verursachen in der Regel als Fremdkörper in der Scheide Infektionen und haben sich als Verschluss nicht bewährt. Bei einer Cerclage wird der Muttermund umnäht. In der Regel kann ein Zuhalten des Muttermundes nichts ausrichten, wenn von oben durch Wehentätigkeit Druck ausgeübt wird. Dem kann weder ein Pessar noch eine Cerclage standhalten. Nur bei Gebärmutterhalsinsuffizienz ohne Wehentätigkeit, was manchmal bei Mehrlingsschwangerschaften vorkommt, könnten diese Maßnahmen im Einzelfall vielleicht angeraten sein. Grundsätzlich sind sie aber veraltet.

Wenn die auf S. 98 genannten Maßnahmen nicht anschlagen oder die Situation sich als akut herausstellt, ist es sinnvoll, eine Klinik mit Perinatalzentrum aufzusuchen. Nachdem die Diagnose durch Untersuchungen bestätigt wurde, wird vor der 34.–36. SSW je nach Klinik ein Kortisonpräparat verabreicht, um die Lungenreife des Kindes bei drohender Geburt zu beschleunigen. Außerdem wird man Ihnen eine wehenhemmende Infusion geben, die Magnesium und Fenoterol, ein Beta-Mimetikum mit dem Handelsnamen Partusisten enthält. Neuester Standard ist, diese so genannte Tokolyse als Kurzzeittherapie nur über zwei Tage zu verabreichen. Eine längere Verabreichung hat sich nicht bewährt, da entweder die Wehentätigkeit innerhalb dieser zwei Tage zurückgeht und auch nicht wiederkehrt oder die Gebärmutter überhaupt nicht darauf reagiert. Aufgrund der hohen Risiken für die Mutter sollte hiermit auch sehr vorsichtig umgegangen werden.

Wenn Sie in der Klinik aufgenommen werden, macht man voraussichtlich vaginale Abstriche bei Ihnen, um evtl Infektionen auszuschließen, und verabreicht Ihnen bei Bedarf ein Antibiotikum. Das Therapieschema ist natürlich auch immer davon abhängig, welche Ursachen für die Frühgeburt gefunden werden.

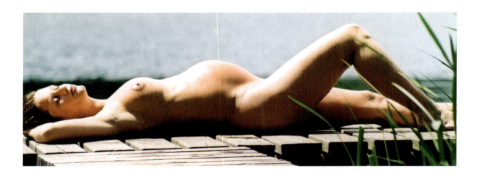

Sobald das Kind geboren ist, ist natürlich nichts so wichtig wie der Kontakt zur Mutter und die Verabreichung von Muttermilch. Sie stärkt so gut wie nichts anderes das kindliche Immunsystem und ist ja auch ganz individuell für Ihr Kind entstanden. Sie haben die Möglichkeit, sich in der Kinderklinik mit aufnehmen zu lassen, um ständig bei Ihrem Kind sein zu können. Falls Ihr Kind noch nicht saugen kann, sollten Sie regelmäßig mehrmals täglich mit einer elektrischen Milchpumpe die Milchproduktion anregen. Das Baby bekommt Ihre Milch mit einem Löffelchen oder über eine Magensonde. Ideal ist die Möglichkeit des „Känguruns", wobei Sie oder der Vater das Kind auf der nackten Brust ruhen lassen. Zur allgemeinen Unterstützung können Sie sich an eine freiberufliche Hebamme wenden, die Sie in der Kinderklinik besucht und Ihnen beim Anlegen und Umgang mit Ihrem Kind hilft. Vielleicht erhalten Sie eine Adressenliste auch in der Klinik, oder Sie wenden sich an den Hebammenverband, der Ihnen auch Adressen von Hebammen geben kann, die sich bei schwierigeren Stillsituationen engagieren. Einige Kliniken haben bereits fortgebildetes Personal und eigene Stillberaterinnen auf Station.

Nach Entlassung aus der Klinik haben Sie für die gesamte Stillzeit noch Anspruch auf Hebammenbegleitung.

Und wenn mein Kind vor oder nach der Geburt stirbt?

Auch wenn solch trauriges Ereignis selten vorkommt, sind doch für die betroffenen Mütter und Väter einige Vorkehrungen bereits in der Schwangerschaft zu treffen.

Wenn Ihr Kind während der Schwangerschaft plötzlich stirbt oder bei der Pränataldiagnostik festgestellt wird, dass Fehlbildungen vorliegen, durch die das Kind voraussichtlich nicht lebensfähig sein wird, ist dies natürlich ein sehr großer Schock (s. S. 91). Die meisten Eltern fallen in ein Vakuum aus Verständnislosigkeit, Nicht-glauben-Können, Schuldgefühlen, Trauer und Wut.

Der Kontakt zu einer Selbsthilfegruppe oder Beratungsstelle ist daher ratsam. Sie brauchen einige Tage, bis Sie weitere Entscheidungen treffen können. Sie müssen sich dann überlegen, wann und ob Sie die Geburt einleiten lassen wollen. Besonders bei Kindern, die voraussichtlich nach der Geburt sterben werden, ist ein ruhiges Überlegen wichtig. Sie haben die Wahl, die Schwangerschaft vorzeitig abzubrechen oder aber dem Kind die Lebenszeit in Ihrem Bauch zu lassen und es selbst bestimmen zu lassen, wann es geboren werden möchte. Einige Eltern möchten ihr Kind so lange wie möglich bei sich haben.

Leider werden die meisten Paare dazu gedrängt, die Schwangerschaft beenden zu lassen. Sie haben aber wirklich Zeit, in Ruhe zu überlegen, und sollten dies auch tun. Schnelle, situationsbedingte Entscheidungen werden hinterher häufig bereut. Deshalb sollte zwischen Diagnose und Entscheidung ausreichend Zeit liegen.

Wenn Sie sich entscheiden, das Kind auszutragen, müssen Sie natürlich überlegen, wo es geboren werden soll. Der betreuenden Hebamme bzw. dem betreuenden Team sollte die Diagnose bekannt sein, sodass alle darauf eingestellt sind. Sie können in eine Klinik gehen oder sich um eine freiberufliche Hebamme für eine Beleggeburt, eine Geburtshausgeburt oder eine Hausgeburt kümmern. Nur Sie selbst können entscheiden, welcher Ort der für Sie geeignete ist. Leider wissen von dieser Möglichkeit sehr wenige Frauen. Soll das Kind in einem Geburtshaus oder zu Hause geboren werden, ist es wichtig, im Vorfeld mit einem Kinderarzt, der genau über die Befunde informiert ist, Kontakt aufzunehmen, denn nur ein Arzt kann einen Totenschein für das Kind ausstellen. Wird dies versäumt, wird bei einem Todesfall immer die Kriminalpolizei informiert, auch in den Kliniken, um Fremdverschulden auszuschließen. Das können Sie sich ersparen, wenn der Kinderarzt auf dem Totenschein bestätigt, dass dieses Kind an nicht mit dem Leben zu vereinbarenden Fehlbildungen litt.

Eltern, die diesen Weg gehen, möchten dem Kind meistens in einer häuslichen Atmosphäre einen ruhigen, persönlichen und würdevollen Abschied bereiten. Sie können es zu Hause auch eine gewisse Zeit aufbahren. Gerade für Geschwisterkinder ist somit auch ein Abschied von Bruder oder Schwester in vertrauter Atmosphäre möglich. Den Frauen, denen bewusst ist, dass sie nach der Geburt ihr Kind verlieren werden, erleichtert es manchmal die persönliche Atmosphäre oder die vertraute Hebamme loszulassen. Falls Sie sich für eine Klinikgeburt ohne freiberufliche Hebamme entscheiden, vielleicht in der Klinik, die Ihnen bereits vertraut ist, können Sie trotzdem eine freiberufliche Hebamme in der Schwangerschaft und im Wochenbett in Anspruch nehmen. Sie kann Ihnen vielleicht auch entsprechende regionale Kontaktadressen von Trauergruppen vermitteln oder von Beerdigungsinstituten, die erfahren und flexibel sind im Umgang mit Kinderbegräbnissen. Dies trifft natürlich auch alles auf die Kinder zu, die unvorhersehbar vor oder nach der Geburt gestorben sind.

Ängste und Konflikte, die die Schwangerschaft begleiten können

Die Augenblicke größter Glückseligkeit und tiefsten Frieden stellen sich ein, wenn wir uns selbst und andere so akzeptieren können, wie wir sind.
PAUL FERRINI

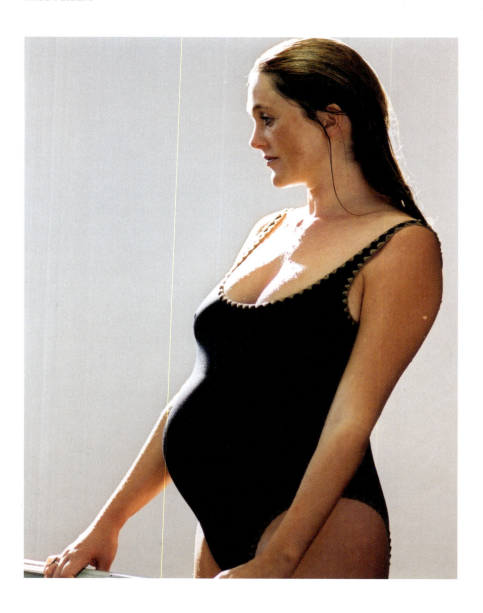

Die erste Geburt war so schrecklich – wiederholt sich alles?

Jede Geburt ist anders, weil Sie sich in einer anderen Phase Ihrer Biografie befinden und jedes Kind anders ist. Ein Geburt als psychosoziales und biologisches Ereignis ist abhängig von vielen Faktoren. Wenn Ihre Erfahrung bei der letzten Geburt schrecklich war, sollten Sie vor allem überlegen, woran das gelegen haben könnte. Wie waren Sie auf die Geburt vorbereitet? Fühlten Sie sich aufgefangen, geborgen und geachtet während der Schwangerschaft und auch an Ihrem Geburtsort? Wie war die Schwangerenbetreuung? Waren Sie fremdbestimmt oder ist Angst geschürt worden? Wenn ja, wodurch? Gab es Unzufriedenheit mit bestimmten Betreuungspersonen? Was hatten Sie für ein Gefühl zur Geburt und ihrem Verlauf? Erschienen Ihnen evtl. durchgeführte Eingriffe sinnvoll oder hatten Sie das Gefühl, Sie hätten noch Zeit gebraucht oder die Geburt wäre besser verlaufen, wenn Sie sich allein ins Bad zurückgezogen hätten?

Schauen Sie, wie Sie die Situation einschätzen und übernehmen Sie die Verantwortung und Chance, sich für die nächste Geburt optimale Bedingungen zu schaffen. Es gibt Frauen, die haben eine oder zwei schreckliche Geburten hinter sich und nehmen beim dritten Kind ihre Verantwortung an, schaffen sich das entsprechende Umfeld und haben dann endlich die Geburt, die sie sich wünschen.

Wird wieder ein Dammschnitt gemacht, wenn ich beim ersten Kind einen hatte?

Nein. Grundsätzlich wird zwar viel zu viel geschnitten, aber diese veraltete „Regel" wird heutzutage glücklicherweise nicht mehr angewandt. Es ist bei einem vorausgegangenen Dammschnitt mit Sicherheit sinnvoll, schon ab der 34. SSW Dammmassage durchzuführen (s. S. 128) und Sitzbäder zu machen (s. S. 129), um die Narbeneslastizität zu unterstützen. Alte Narben können auch durch Akupunktmassage nach Penzel entstört werden (s. S. 133).

Einmal Kaiserschnitt, immer Kaiserschnitt?

Nein. Diese Strategie ist veraltet. Die chirurgischen Fähigkeiten und das Nahtmaterial sind bei uns mittlerweile so gut, dass die Kaiserschnittnarben sehr gut halten. Die Angst vor einem Aufreißen der alten Naht, einer Narbenruptur, war früher sehr groß. Ebenso unwahrscheinlich ist, dass sich die Geburtskomplikation wiederholt, die den früheren Kaiserschnitt erforderlich machte. Allerdings wäre ein Abstand von ca. zwei Jahren zur nächsten Geburt sinnvoll.

Sie können nach einem Kaiserschnitt in der Regel ohne Probleme Ihr nächstes Kind normal gebären. Häufig wurde beim ersten Kind ein Kaiserschnitt gemacht wegen Beckenendlage, Geburtsstillstand oder schlechten kindlichen Herztönen. Grundsätzlich spricht nach einem Kaiserschnitt auch nichts gegen eine Haus- oder Geburtshausgeburt. Wenn aber der Grund für den Kaiserschnitt eine Überdehnung der Gebärmutter mit drohender Ruptur gewesen sein sollte oder seinerzeit wegen eines sehr kleinen Frühchens die Gebärmutter längs statt quer aufgeschnitten wurde, sollte die Geburt auf alle Fälle in einer Klinik stattfinden. Überlegen Sie genau, warum Sie damals Ihr Kind per Kaiserschnitt bekamen, und schaffen Sie sich für die nächste Geburt das für Sie optimale Umfeld. Gehen Sie nach Ihrem Bauchgefühl und nutzen Sie Ihre Chance.

Wunsch-Kaiserschnitt – eine sanfte Variante der Geburt?

Seit neuestem wird allerorts über den so genannten Wunsch-Kaiserschnitt gesprochen. Einige Geburtsmediziner propagieren den Wunsch-Kaiserschnitt als optimale Methode, den Beckenboden zu schonen. Eine Frau solle selbst entscheiden können, ob sie eine normale Geburt will. Das Selbstbestimmungsrecht der Frau solle respektiert werden.

Auf diese Argumentation sollten Sie nicht hereinfallen. Der weibliche Beckenboden ist dazu gemacht, eine normale Geburt zu überstehen, ohne dass die Frau später Schwierigkeiten hat. Frauen, die eine beckenbodenschonende, frauenfreundliche Geburtshilfe haben und gute Beckenbodengymnastik machen, haben keine Schädigungen zu erwarten. Eine Geburtshilfe, bei der die Gebärende auf dem Rücken liegt, wo die Helfer schnell mit Wehentropf und Dammschnitt bei der Hand sind und womöglich gleichzeitig von oben auf den Bauch drücken, damit das Kind schneller geboren wird, wo Saugglocken und große Dammverletzungen an der Tagesordnung sind – eine solche Geburtshilfe ist beckenbodenschädigend und sollte vermieden werden.

Eine solche Art der Geburtshilfe wünschen Sie sich bestimmt nicht. Jede Frau möchte nach Möglichkeit in ihrem Tempo gebären, in ruhiger vertrauensvoller Atmosphäre und ohne Dammverletzung. Bei der Diskussion über den „Kaiserschnitt nach Wunsch" drängt sich der Eindruck auf, dass es nicht um das Wohl von Mutter und Kind geht, sondern um wirtschaftliche Interessen: Ein Kaiserschnitt ist teurer als eine normale Geburt. Sonst wären ja bereits die vielen anderen, seit Jahrzehnten vorgetragenen Wünsche nach einer frauenfreundlichen Geburt und nach Mutter-Kind-Zimmern in der Kinderklinik längst verwirklicht worden. Hier werden Ängste von Schwangeren benutzt, um Frauen ihrer Gebärerfahrung zu berauben!

Ein Kaiserschnitt ist keine Lappalie, sondern eine Bauchoperation mit allen Komplikationen, die durch die Anästhesie entstehen können. Er bringt die Gefahr von schweren Blutungen, Infektionen, Thrombosen, Blasenverletzungen und Verwachsungen mit sich, die nach der Geburt zu Un-

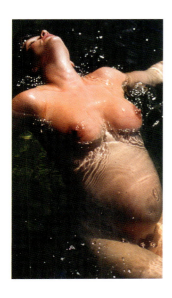

fruchtbarkeit führen können. Nach einem Kaiserschnitt erkranken oder sterben zwar wenige, aber doch neun- bis zehnmal mehr Mütter als nach einer normalen Geburt.

Ist der Geburtsverlauf kompliziert, überwiegen natürlich irgendwann die Vorteile dieser Operation. Außerdem gibt es immer mal wieder Situationen in der Geburtshilfe, wo das geburtshilfliche Team gemeinsam mit der Frau einen Kaiserschnitt beschließt, der vielleicht aus medizinischen Gründen nicht nötig ist, z. B. nach einer Vergewaltigung oder anderen Traumatisierungen (s. S. 104).

Auch im besten Fall sind Wundschmerzen und Bewegungseinschränkung nach der Operation unvermeidlich und die Aufnahme der Stilltätigkeit erschwert. Kinder, die mit geplantem Kaiserschnitt geboren werden, haben häufig Atemprobleme nach der Geburt und brauchen kinderärztliche Hilfe. Welche psychologischen Folgen ein medizinisch nicht indizierter Kaiserschnitt für Mutter und Kind hat, ist noch nicht ausreichend untersucht. Frauen und Kinder, die spüren, dass der Kaiserschnitt ihnen das Leben gerettet hat, können damit ganz anders umgehen als Frauen, für die dieser „Einschnitt" nicht nötig war. Dem Kind fehlt sein „erstes Erfolgserlebnis", es geschafft zu haben, und viele Frauen haben Versagensgefühle. Wir sind als Säugetiere darauf programmiert, aktiv zu gebären, nicht unter Betäubung unsere Kinder holen zu lassen. Rational können wir dieses unterbewusste Wissen nicht beeinflussen. Wäre die Schwangerenvorsorge und die Geburtshilfe heute begleitend und frauenorientierter und nicht so Angst machend, würden die Frauen nicht auf die Idee kommen, dem Gebären aus dem Weg gehen zu wollen. Vielleicht fehlen auch positive Vorbilder, durch die oft schrecklichen Erfahrungen, die ihre eigenen Mütter gemacht haben.

Angst zu gebären, weil ich sexuelle Übergriffe hinter mir habe?

Es wird vermutet, dass jede dritte bis vierte Frau sexualisierte Übergriffe erlebt hat. Hierzu zählt alles, was das Mädchen oder die Frau in ihrer Weiblichkeit, ihrem Frausein verletzte. Es können Worte, Blicke oder Taten sein. Bei einem Mädchen, das als Teenager wegen seiner Brüste oder weiblichen Rundungen gehänselt oder abgewiesen wurde, wird ebenso von einem Trauma gesprochen wie bei einer Frau, die vergewaltigt wurde. Jede Verletzung hinterlässt Narben. Oftmals fühlt sich eine Frau zwar gedemütigt durch solch eine Grenzüberschreitung, verbindet dies aber nicht mit sexueller Gewalt. Aber alles, was an Ihnen ohne Ihre Einwilligung vollzogen wird oder was ein schlechtes Gefühl der Demütigung, Erniedrigung oder des Benutztwerdens hinterlässt, ist eine Verletzung Ihrer Würde.

Während der Schwangerschaft und der Geburt werden solche Erfahrungen meist wieder belebt. Alles kommt wieder hoch und die Geburt kann dadurch blockiert werden. Gebären ist Weiblichkeit pur.

Sie können sich, wenn Sie solche oder ähnliche Erfahrungen gemacht haben, an die Frauenbeauftragte Ihrer Gemeinde, an *NAKOS* oder an *Wildwasser* wenden, um Adressen von entsprechenden Beratungsstellen vor Ort zu erhalten (s. S. 172). Dort bekommen Sie in der Regel kostenlose Gesprächsmöglichkeiten angeboten.

Vielleicht empfinden Sie in dieser Zeit eine individuelle Betreuung durch eine Hebamme als sehr hilfreich. Sinnvoll ist dann mit Sicherheit auch eine Geburtsbetreuung durch dieselbe Hebamme, bei normaler Schwangerschaft als Haus- wie als Beleggeburt. Schaffen Sie sich gemeinsam mit der Hebamme einen Rahmen, der dafür sorgt, dass Sie beim Gebären nicht gestört werden. Die Wahrung der Intimität ist gerade für verletzte Frauen sehr wichtig. Eine achtsam begleitete, selbstbestimmte normale Geburt kann für eine traumatisierte Frau ein großer Schritt zur Heilung sein. Dieser Schritt sollte jedoch auf keinen Fall erzwungen werden. Manchmal ist die Zeit dafür einfach noch nicht reif.

Falls Sie im Laufe der Betreuung zu dem Schluss kommen, dass Sie sich nur vorstellen können, Ihr Kind mithilfe einer PDA oder durch Kaiserschnitt auf die Welt zu bringen, so ist auch dies Ihr gutes Recht.

Ich bin über 35 und erwarte mein erstes Kind

Das Durchschnittsalter einer Frau bei ihrem ersten Kind liegt mittlerweile bei 29 Jahren, d. h., Frauen bekommen immer später ihre Kinder. Die Gründe hierfür sind meist beruflicher oder privater Natur. Grundsätzlich sind Frauen ab 35 heutzutage gut in Form, und ein Kind passt nun vielleicht besser in ihr Leben. Ideale Voraussetzungen für eine schöne gemeinsame Zeit. Leider gibt es hier noch sehr viele Vorurteile, die noch aus einer Zeit stammen, als Frauen über 35 schon „zum alten Eisen" gehörten oder die sich durch die Statistiken der Pränataldiagnostiker etablieren. Es kann natürlich sein, dass der fehlende Nachtschlaf in der ersten Zeit mit Ihrem Kind Ihnen mehr zu schaffen macht als einer 22-Jährigen, aber auch dies hängt von vielen anderen Faktoren ab. Je besser eine Frau sich abgesichert, geachtet und geliebt fühlt, desto unkomplizierter gestaltet sich ihr Einstieg in die Mutterschaft. Je mehr Sie sich darauf einlassen können, dass Sie – anders als bisher vielleicht gewohnt – mit Kind nicht mehr alles unter Kontrolle haben können, desto harmonischer wird Ihr Übergang in das Muttersein werden.

Bei Frauen, die jahrelang nicht schwanger wurden und nun mit über 35 Jahren durch eine künstliche Befruchtung ihr Wunschkind erwarten, kann der Verlauf natürlich durch die angespannte Gesamtsituation auch mal schwieriger sein. Hiervon sind häufig auch Frauen über 35 betroffen.

Wenn nicht alles nach Wunsch geht

Einige von euch sagen: „Freude ist größer als Leid,"
und andere sagen: „Nein, Leid ist größer."
Aber ich sage euch, sie sind untrennbar.
Sie kommen zusammen,
und wenn einer allein mit euch am Tisch sitzt,
denkt daran, daß der andere auf eurem Bett schläft.
KHALIL GIBRAN

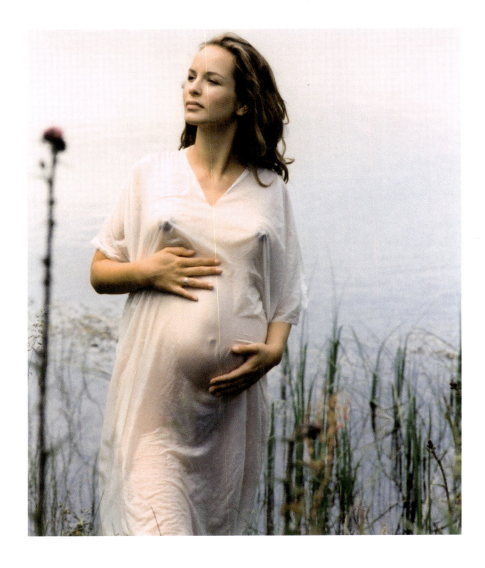

Ich bin eine Risikoschwangere, oder?

Dieser Begriff ist sehr unglücklich gewählt. Sie selbst sind ja kein Risiko! Für die Statistik aber gehören Sie in diese Gruppe, wenn Sie eine Grunderkrankung haben wie z. B. hohen Blutdruck, Diabetes, Epilepsie oder Asthma. Dann ist eine gute Betreuung in der Schwangerschaft für Sie natürlich ebenso wichtig wie bei den in der Schwangerschaft entstehenden Komplikationen wie Präeklampsie (s. S. 111) oder Infektionen (s. S. 124). Der Risikokatalog ist in Deutschland sehr umfangreich – teilweise fallen bis zu 72 % aller Schwangeren unter diesen Begriff, obgleich 80–90 % aller Schwangerschaften normal verlaufen. Ein einzelnes Kreuz in dieser Rubrik macht Sie nicht zu einer Risikoschwangeren. Manchmal hat diese Einstufung nur statistische oder wirtschaftliche Gründe. Es ist zwar wichtig zu wissen, ob Sie Allergien haben oder ob Ihre letzte Schwangerschaft mit Komplikationen verlief. Aber allein deshalb ist Ihre jetzige Schwangerschaft und die bevorstehende Geburt erst einmal kein Risiko. Auch Frauen, die Myome in ihrer Gebärmutter haben, können in der Regel normal gebären und sind keine „Risikoschwangeren". Es wurde in Studien festgestellt, dass Frauen, bei denen es zu Geburtskomplikationen kam, meist gar kein oder nur ein sehr geringes „Risiko" hatten. Die Voraussagekraft dieser Einträge für die Geburt ist daher sehr, sehr gering.

Lassen Sie sich nicht verunsichern.

Ich habe Blutungen – ist das gefährlich?

Etwa jede dritte Frau hat in der Frühschwangerschaft vaginale Blutungen. Sie können bei der Einnistung des Embryos in die Gebärmutter auftreten, manchmal auch zu der Zeit, in der die Regelblutung eingesetzt hätte. Beides ist erst einmal ganz ungefährlich. Bei manchen Frauen werden Blutungen durch kleine Krampfadern am oder im Muttermund verursacht, oder durch eine so genannte Ektopie (griechisch; wörtlich: nicht am richtigen Ort).

Bei einer Ektopie befindet sich Schleimhautgewebe, das sonst nur die Gebärmutter innen auskleidet, außen am Muttermund, wo sonst eigentlich etwas robusteres Gewebe ist. Da dieses Schleimhautgewebe nicht für äußere Reizungen geschaffen ist, kommt es ebenso wie bei den Krampfadern gerade bei Reizungen (Geschlechtsverkehr, vaginale Untersuchungen, Abstriche, Vaginalultraschall u. a.) schneller zu kleinen Blutungen. Solche Frühschwangerschaftsblutungen sind entweder nur ganz kurz, nach Reizung etwas „stärker" (sie erfordern dann eine oder zwei Slipeinlagen), oder sie zeigen sich schwach über ein paar Tage. Die Frauen entdecken meist nur leichte Spuren in der Slipeinlage oder Blutspuren beim Abwischen nach dem Wasserlassen. Ist das Blut schon bräunlich, liegt keine frische, sondern eine alte Blutung vor. Beide Varianten sind unbedenklich und brauchen nicht behandelt zu werden. Die genannten leichten Blutungen machen Sie nicht zu einer Risikoschwangeren, da sie relativ normal und häufig sind. Leider werden viele Frauen hier immer noch sehr verunsichert.

Sollten Sie jedoch weitere belastende Symptome haben oder Blutungen in der Stärke Ihrer Regel bekommen, sollten Sie zügig eine geburtshilfliche Klinik aufsuchen.

Blutungen nach der 20. SSW müssen – gerade wenn sie erstmals und auch stärker oder gehäuft auftreten, also nicht bereits bekannte Kontaktblutungen sind – abgeklärt werden. Hier kann die Plazenta die Ursache sein. Wenn Sie kurz vor dem errechneten Geburtstermin eine so genannte „Zeichnungsblutung", d.h. rot-blutigen Schleim entdecken, zeigt das vermutlich die beginnende Geburt an (s. S. 156).

Ist niedriger Blutdruck besser als zu hoher?

Die WHO spricht von einem niedrigen Blutdruck, wenn er mehrmals gemessen bei 100/60 mmHg oder darunter liegt. Wichtig hierbei ist natürlich zu beachten, dass eine kleine zierliche Frau in der Regel einen niedrigeren Blutdruck hat als eine große kräftige Frau. Also auch hier ist der individuelle Blick von Bedeutung.

Der niedrige Blutdruck, die Hypotonie, ist früher ein wenig vernachlässigt worden. Mittlerweile ist bekannt, dass auch der niedrige Blutdruck in der Schwangerschaft seine Gefahren birgt. Niedriger Blutdruck kann dazu führen, dass die Plazenta nicht ausreichend durchblutet wird und es zu Veränderungen in ihrer Struktur kommt. Dabei wird mitunter das Kind schlechter versorgt. Deshalb sollte auch der niedrige Blutdruck beobachtet werden.

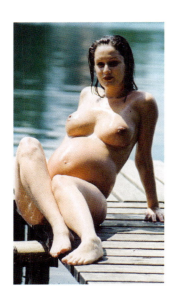

Vor allem dann, wenn der Blutdruck in der Schwangerschaft erstmals unter die Grenze von 100/60 sinkt, sollten Sie etwas dagegen unternehmen, nämlich

- warm-kalt duschen, um den Kreislauf anzuregen
- gut drei Liter am Tag trinken, idealerweise Wasser
- evtl. Stützstrümpfe tragen
- regelmäßig schwimmen, Gymnastik machen oder länger spazieren gehen
- die Beine mit Hauttonikum von Weleda einreiben
- Rosmarin zur Anregung des Kreislaufs anwenden. Ein Unterarmbad im Waschbecken ist schon ausreichend, oder als Öl in der Duftlampe

Auch die klassische Homöopathie kann hier ebenso helfen wie Akupunktmassage oder Akupuktur.

Die bisher auf dem Markt befindlichen Medikamente sind noch nicht ausreichend gesichert.

Der hohe Blutdruck wird, wenn er schon vor der Schwangerschaft bestand, weiterhin von Ihrer Internistin behandelt.

Die Grenze für einen hohen Blutdruck liegt bei 140/90 mmHg. Hierbei ist natürlich auch wieder die individuelle Betrachtung wichtig. Der erste, der systolische Wert zeigt den Druck, mit dem das Herz das Blut in das Gefäßsystem auswirft. Er kann u.a. bei Stress leicht mal schwanken. Für ihn gilt die Faustregel: 100 plus Lebensalter ist im Normbereich. Der zweite, der diastolische Wert, sollte nach Möglichkeit unter 90 mmHG liegen. Er gibt den Druckwiderstand im Gefäßsystem an, während das Herz gerade kein Blut auswirft. Ist er auf Dauer erhöht, ist natürlich das Gefäßsystem durch Dauerdruck belastet. Von schwerem Hypertonus wird bei Werten ab 160/110 mmHG gesprochen.

Eine gute medikamentöse Einstellung ist sehr wichtig, denn ein hoher Blutdruck stellt nicht nur für das Gefäßsystem der Schwangeren eine große Belastung dar und kann zu verschiedenen Komplikationen führen. Auch die Plazentagefäße werden evtl. geschädigt.

Grundsätzlich kann die Diagnose nicht von einem Wert abhängig gemacht werden. Einige Frauen haben in der Praxis oder Klinik einen höheren Blutdruck als zu Hause. Dieses Phänomen ist als „Weißkittel"-Hypertonie bekannt.

Wichtig ist grundsätzlich zu überlegen, was unter „Druck" setzt, und diese Ursachen nach Möglichkeit zu beheben. Hier kann ein Gespräch mit Ihrer Hebamme hilfreich sein, die dann bei Bedarf auch weitere Kontakte vermitteln kann. Stark druckabbauend ist häufig auch eine Krankschreibung oder Haushaltshilfe zur Entlastung. Das Akzeptieren, dass Schwangerschaft, obgleich es keine Krankheit ist, sich häufig nicht mit dem modernen Anspruch, die perfekte Managerin zu sein, verträgt, fällt vielen Frauen schwer. In der Schwangerschaft gehen sehr viel Energien nach „innen" zum Kind, ob Sie wollen oder nicht. Passt sich die Frau diesem Rhythmus an und achtet die Zeichen ihres Körpers, geht sie meist vielen Stresssituationen aus dem Weg. Dieses perfekte System Mutter und Kind braucht einfach Raum, um funktionieren zu können. Bei hohem Blutdruck liegt natürlich nicht grundsätzlich eine Störung auf dieser Ebene vor.

Ergänzend können Sie verschiedene Kräutertees verwenden wie z.B. Melisse, Ingwer und Weißdorn. Für die Duftlampe oder ein Bad empfiehlt sich Lavendel und Melisse als Öl bzw. Badezusatz. Entspannungsübungen und Massagen können hier ebenso indiziert sein wie die klassische Homöopathie oder Akupunktmassage.

Was ist eine Schwangerschaftsvergiftung bzw. Präeklampsie oder HELLP-Syndrom?

Eine Präeklampsie, früher Schwangerschaftsvergiftung oder EPH-Gestose genannt, ist eine schwangerschaftsbedingte Erkrankung, da sie an das Vorhandensein einer Plazenta gebunden ist. Die Ursache ist noch unklar. Es werden Einnistungsstörungen der Plazenta vermutet, was wiederum sehr unterschiedliche Ursachen haben kann.

Zu den Symptomen gehören der hohe Blutdruck und eine stärkere Eiweißausscheidung. 3–5 % der Erstgebärenden und 0,5 % der Mehrgebärenden entwickeln ein solches Krankheitsbild. In Anbetracht der Tatsache, dass nur ca. 10 % aller Schwangerschaften nicht normal verlaufen, ist die Präeklampsie also eine relativ häufig auftretende Abweichung. Wenn Sie kein Eiweiß ausscheiden, wird von einer schwangerschaftsinduzierten Hypertonie (HES) gesprochen. Früher zählten auch noch Wassereinlagerungen (Ödeme) als Symptom dazu. Davon kam man wieder ab, weil Ödeme sehr häufig in der Schwangerschaft auftreten, ohne bedenklich zu sein, und weil andererseits der hohe Blutdruck auch ohne Ödeme auftreten kann. Meist ist ein hoher Blutdruck mit Ödemen sogar wesentlich unbedenklicher als ein isolierter hoher Blutdruck. Das erklärt aber, warum in vielen Köpfen noch die Angst vor den Ödemen besteht und Frauen sehr verunsichert werden, wenn sie Wassereinlagerungen entwickeln.

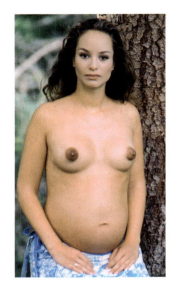

Wenn bei Ihnen eine Präeklampsie festgestellt wird, können Sie als unterstützende Maßnahmen dieselben Maßnahmen anwenden, die bereits beim hohen Blutdruck auf S. 110 erwähnt wurden. Allerdings ist die ärztliche Betreuung, im Idealfall in einer Schwangerenambulanz oder auch stationär in einer Klinik, meist unverzichtbar. Wenn Sie eine Klinik suchen, bevorzugen Sie nach Möglichkeit eine große Klinik mit angeschlossener Kinderklinik, weil das geburtshilfliche Team aufgrund seiner größeren Erfahrung mit diesen Krankheitsbildern Sie besser betreuen kann. Meist sind dies Perinatalzentren mit speziellen Risikoabteilungen und sämtlichen Spezialisten vor Ort, wodurch eine optimale medizinische Betreuung gewährleistet wird, die in diesem Fall ausschlaggebend ist für einen sicheren Schwangerschafts- und Geburtsverlauf.

Eine Präeklampsie kann, besonders wenn sie nicht gut betreut wird, in einer Eklampsie, einem Krampfanfall, münden. Dies ist eine besondere Gefahrensituation für Mutter und Kind. Glücklicherweise tritt sie heute nur noch selten auf, weil die Erkrankung meist rechtzeitig erkannt und behandelt wird. Durch die Gefäßschäden an der Plazenta, die zur einer Mangeldurchblutung (Plazentainsuffizienz) führen, kann das Wachstum des Kindes auch verlangsamt sein. Die Durchblutung der Plazenta wird u.a. dadurch gefördert, dass Sie sich häufig hinlegen.

Frauen, die eine leichte Form der Präeklampsie haben, können ihre Kinder häufig normal auf die Welt bringen, bei Frauen mit schweren Verläufen wird meist ein Kaiserschnitt bevorzugt. Auch Frauen, die sich ihren Schwangerschaftsverlauf anders vorgestellt haben und vielleicht nicht im Krankenhaus gebären wollten, sollten in diesem Fall das Angebot einer guten geburtsmedizinischen Betreuung wahrnehmen, zu ihrem eigenen Vorteil und zum Wohle ihres Kindes, und ein Perinatalzentrum auswählen.

Die *Arbeitsgemeinschaft Gestose-Frauen* (s. S. 171) hat auf diesem Gebiet sehr viel Bewusstseinsänderung und auch Therapieerweiterung erreicht. Sie können Informationsmaterial dort anfordern oder Informationen von Ihrer Hebamme oder in Beratungsstellen einholen.

Eine Art Unterform der Präeklampsie ist das Krankheitsbild des so genannten HELLP-Syndroms. 10–15 % der Frauen, die an dem Krankheitsbild Präeklampsie leiden, entwickeln dieses Syndrom. Es kann aber auch isoliert erscheinen. Hierbei treten ergänzend oder auch einzeln Oberbauchschmerzen auf, teilweise begleitet von Übelkeit und Erbrechen, bedingt durch eine Leberanschwellung. Es finden sich erhöhte Leberwerte im Blut und zu wenig Blutplättchen, die für die Blutgerinnung wichtig sind. Der Blutdruck selbst muss noch nicht erhöht sein. Beim Auftreten dieser Symptomatik ist es wichtig, zügig zur Abklärung eine Klinik aufzusuchen. Immer noch führt diese Symptomatik zu Fehldiagnosen wie Magenverstimmung oder Leberentzündung. Eine Frau, deren Blutdruck z. B. immer bei 100/70 mmHg war, die nun über Oberbauchbeschwerden klagt und einen Blutdruck von 130/80 hat, sollte unverzüglich zur Abklärung in eine geburtshilfliche Klinik gehen, da dieses Krankheitsbild einen sehr schnellen Verlauf nehmen kann. Die Therapiemöglichkeiten sind leider noch sehr gering. Bei guter Beobachtung in der Klinik wird bei Verschlechterung ein Kaiserschnitt durchgeführt, da durch die Leberbeteiligung bei anhaltender Schwangerschaft auch die Mutter stark gefährdet wäre.

Glücklicherweise sind beide Schwangerschaftserkrankungen selten. Häufig treten sie bei Frauen auf, die schon andere Vorerkrankungen (Hypertonus, Nierenerkrankungen, Zuckerkrankheit u. a.) haben. Für diese wenigen Frauen ist der medizinische Fortschritt, auch wenn vieles noch nicht geklärt ist, ein Segen.

Was mache ich, wenn das Kind in Steißlage, also mit dem Po nach unten, liegt?

Fast alle Kinder drehen sich rechtzeitig im Mutterleib um und verbringen die letzten Schwangerschaftswochen mit dem Kopf nach unten. Während bis zur 30. SSW ca. jedes dritte Kind in einer Beckenendlage (BEL) liegt, so ist es in der 35. SSW nur noch jedes zehnte Baby. Letztlich werden nur 5 %

Was mache ich, wenn das Kind in Steißlage liegt?

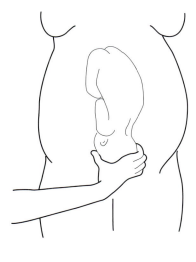

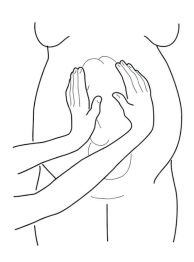

Tasten der Kindslage

aller Kinder aus Beckenendlage geboren, d. h.: Bei der Geburt liegt das Kind zwar längs in der Gebärmutter, aber statt mit dem Kopf mit dem Po nach unten. Häufiger sind Frühgeburten davon betroffen.

Diagnostiziert wird die Steißlage durch Abtasten des Bauches: Oben unter dem Rippenbogen ist das Köpfchen als harte Kugel zu tasten. Viele Frauen merken auch kleine Tritte in die Blase statt wie vorher unter den Rippen. Wenn Sie unsicher sind, kann eine vaginale Untersuchung Gewissheit geben. Nur selten ist hierzu ein Ultraschall nötig. Sie können sich von Ihrer Hebamme auch erklären lassen, wie Sie selbst das Köpfchen und die Füßchen tasten können – falls Sie dies nicht sowieso schon tun.

Die Ursache einer BEL ist unklar. Selten gibt es rein anatomische Gründe. Manchmal tritt eine Beckenendlage auf, wenn die Mutter sehr viel Stress hat und das Kind sich vermutlich nicht ausreichend beachtet fühlt. Es geht dann sozusagen in den „Sitzstreik", „stellt sich quer". Diese Erklärung sollte zwar mitbedacht werden, trifft aber natürlich nicht in jedem Fall zu.

Es kann auch vorkommen, dass ein Kind sich in Beckenendlage setzt, wenn die Mutter in der Schwangerschaft ihre erste Zehn-Kilometer-Fahrradtour macht. Der ungewohnte Druck des Sattels auf das Köpfchen verleitet das Kind, sich in eine bequemere Position zu bringen, und kurz nach der Fahrradtour kann eine Beckenendlage getastet werden. Diese Kinder lassen sich meist sehr zügig wieder zur Einnahme der alten Kopflagenposition bewegen.

Bis zur 32. SSW ist es egal, wie das Kind liegt. Machen Sie sich keine Gedenken. Sollte Ihr Kind in der 32. SSW noch in der Beckenendlage verharren, können Sie langsam beginnen, es durch verschiedene Reize zu einer Drehung zu bewegen. Sie haben jetzt noch ausreichend Zeit, um in Ruhe verschiedene Methoden anzuwenden, und das Kind hat ausreichend Platz zum Drehen und ist noch nicht ins Becken gerutscht.

Die erste Maßnahme. Schalten Sie evtl. Stressfaktoren als Ursache aus. Dann kann eine Godoklangkugel zum Einsatz kommen. Klingeln Sie bauchabwärts oder tragen Sie die Klangkugel längere Zeit am Hosenbund, um die Neugier des Kindes zu wecken. Wenn es dem schönen Klang nachgehen will, muss es sich eben drehen!

Mittlerweile wird dies auch mancherorts mit Lichtpunkten versucht.

Gespräche, in denen Sie das Kind auffordern, sich zu drehen, falls es sich nicht trauen sollte, sind zwischendurch immer wieder sinnvoll. In Ruhe auf dem Sofa liegend, tragen Sie mit Ihrer Stimme zum Wohlfühlen und Entspannen bei.

Eine Bauchmassage durch den Partner, der ebenfalls seine Überredungskünste anwenden kann, erhöht noch einmal die Aufmerksamkeit, die das Kind bekommt – und vielleicht auch seine Zufriedenheit.

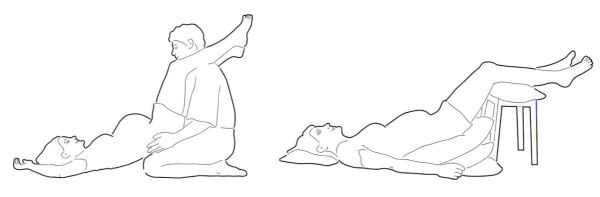

Indische Brücke

Die indische Brücke kann ebenfalls ab der 32. SSW angewandt werden. Sie ist eine relativ unbequeme Lage, bei der Sie mit Ihrem Partner oder allein zweimal täglich – nicht direkt nach einer Mahlzeit! – Ihr Becken 15–20 Minuten lang ca. 30 cm hoch lagern. Schultern, Becken und Knie sollten dabei eine Linie bilden. Machen Sie diese Übung in entspannter Atmosphäre, vielleicht mit schöner Musik im Hintergrund. Ist Ihr Partner dabei, ist die Methode vielleicht noch erfolgreicher. Wissenschaftlich erwiesen ist ihr Nutzen nicht!

Wirkungsvoll, aber weniger unangenehm ist die Knie-Ellenbogen-Lage (s. Foto auf S. 115). Hierbei begeben Sie sich auf Hände und Knie (Vierfüßler) und legen dann die Wange und die Schultern auf den Boden. Die Arme strecken Sie vom Körper ab, sodass es für Sie angenehm ist. Ihre Schultern sind der tiefste, Ihr Kreuzbein der höchste Punkt. Die Oberschenkel sollten gerade bleiben, um die Steigung zu optimieren. In Studien wurde nachgewiesen, dass die gewünschte Drehung des Kindes eintreten kann, wenn Sie diese Position alle zwei Stunden für 15 Minuten einnehmen. Die meisten Schwangeren ziehen sie der indischen Brücke vor.

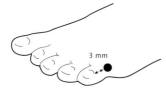

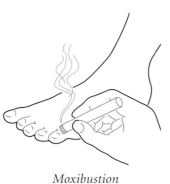

Moxibustion

Ab der 34. SSW können Sie Wendungsversuche mit der Moxibustion versuchen. Dabei wird mittels einer Beifußzigarre ein bestimmter Akupunkturpunkt durch Hitze stimuliert. Dieser Punkt 67 auf dem Blasenmeridian befindet sich auf dem kleinen Zeh, drei Millimeter unterhalb der äußeren Nagelecke. Damit Sie eine entspannte Haltung einnehmen können, sollte dieser Punkt von einer anderen Person stimuliert werden. Sie können sich entweder bequem auf den Rücken legen, mit einem Kissen unter den Knien, oder sich auf die Seite betten und das obere Bein angewinkelt auf einem großen Kissen oder einer Decke ablegen. Wirkungsvoller ist das Moxen, wenn Sie sich hierzu in den Vierfüßler oder die Knie-Ellenbogen lage (s. S. 115) begeben.

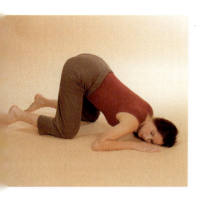

Das Moxen sollte alle zwei Tage maximal fünfmal (also in einem Zeitraum von zehn Tagen) durchgeführt werden, wobei in jeder Sitzung jeder Zeh zehn Minuten lang stimuliert werden sollte. Sie können z. B. fünf Minuten lang den rechten, ebenso lang den linken, dann wieder fünf Minuten lang den rechten und ebenso lang den linken Zeh reizen. Die brennende Zigarre sollte so dicht an den Zeh gehalten werden, dass ein Hitzegefühl entsteht. Eine leichte Rötung ist dabei normal. Falls es zu heiß werden sollte, muss der Abstand zwischen Ihrer Haut und der Zigarre erhöht werden. Die klassischen Beifußzigarren haben einen starken Geruch. Sie sollten deshalb danach oder während der Anwendung gut lüften. Es gibt mittlerweile aber auch stark verkohlte Beifußzigarren, die weniger riechen. Sie erhalten sie z. B. in Asialäden oder über Ihre Hebamme.

Meist drehen sich die Kinder nach zwei bis drei Sitzungen. Hat die Moxibustion nach den fünf Sitzungen nicht angeschlagen, war es für Sie nicht die richtige Methode. Länger sollte sie dann auch nicht versucht werden. Bei Frauen, die echte vorzeitige Wehen (s. S. 96) haben, kommt die Moxibustion dieses Punktes nicht infrage, weil damit auch die Geburt eingeleitet werden kann.

In der Akupunktur werden nicht mit Hitze, sondern mit Nadeln verschiedene Punkte auf den Meridianen stimuliert. Sie hat sich aber zur BEL-Wendung nicht so bewährt wie die Moxibustion. Durchgeführt wird sie von Hebammen, Heilpraktikern und Ärztinnen, die in der Akupunktur ausgebildet sind.

Klassische Homöopathie kann als Methode, die die Selbstheilungskräfte anregt und die Lebensenergie stärkt, ebenfalls von ausgebildeten Berufsgruppen angewandt werden. Eigenmedikation ist hier nicht zu empfehlen.

Einige wenige Hebammen und Ärztinnen sind in Haptonomie ausgebildet. Diese Methode basiert auf der Interaktion zwischen dem Kind und seinem gesamten Umfeld. Sie kann ebenfalls eine sehr effektive Wendungsmethode darstellen.

Falls das Kind sich bis zur 36./37. SSW nicht gedreht hat, können Sie eine äußere Wendung in Betracht ziehen. Bei der äußeren Wendung wird das Kind von außen über die Bauchdecke mit verschiedenen Handgriffen dazu gebracht, einen Purzelbaum zu machen. Die äußere Wendung wird meist von darin erfahrenen ÄrztInnen in Kliniken durchgeführt, selten von Hebammen. Hier ist es immer gut, sich umzuhören, da die Erfolgsquote vom Geschick der durchführenden Person abhängt. Mittlerweile führen qualifizierte Kliniken diesen Eingriff auch ambulant durch.

Der Wendungszeitpunkt ist mit der 36./37. SSW so gelegt worden, dass das Kind – falls es bei der Wendung zu Komplikationen kommt oder Wehen ausgelöst werden – einerseits groß genug ist, um geboren zu werden, anderererseits aber auch noch ausreichend Platz zum Drehen hat. Außerdem sollte es noch nicht allzu tief in das Becken gerutscht sein. Während des Eingriffes verwenden einige Kliniken wehenhemmende Medikamente, damit die Gebärmuttermuskulatur entspannt ist. Manche treffen noch immer Maßnahmen wie zur Vorbereitung eines Kaiserschnittes, falls Komplikationen auftreten, dies ist aber total veraltet. In dem Fall, dass die Plazenta an der Vorderwand der Gebärmutter sitzt (s. S. 120), muss die Ärztin oder Hebamme individuell entscheiden, ob die Wendung trotzdem möglich ist.

Wenn das Kind sich durch eine der Methoden gedreht hat, sollten Sie kurz danach erst einmal nicht Fahrrad fahren, da dies einige Kinder zu stören scheint und sie sich dann eher wieder in die alte Position zurückdrehen.

Normale Geburt oder Kaiserschnitt bei einer Steißlage?

Das Wichtigste für eine Geburt ist, dass das Kind in einer Längslage liegt und Sie ein gutes Gefühl haben. Wenn beides der Fall ist, spricht eigentlich nichts gegen eine normale Geburt bei einer Beckenendlage.

Während es früher normal war, auch Beckenendlagenkinder spontan zu gebären, folgte eine technisch orientierte Zeit, in der fast alle Kinder in BEL mit Kaiserschnitt geboren wurden. Deshalb haben heute noch viele Hebammen und Ärzte wenig Erfahrung mit vaginalen Beckenendlagengeburten. Da wundert es nicht, dass auch die Aufklärung der Frauen immer mehr in Richtung Kaiserschnitt geht. Die Kliniken, die viel Erfahrung mit spontanen BEL-Geburten haben, klären natürlich auch wesentlich sicherer über die Gefahrenmomente auf, weil sie wissen, wie selten Komplikationen auftreten.

Es gibt Kliniken, wo 80–90 % aller Erstgebärenden, die eine Beckenendlage haben, ihre Kinder normal auf die Welt bringen. In anderen Kliniken bekommen 100 % aller Erstgebärenden einen Kaiserschnitt. In den neuen Bundesländern waren spontane Beckenendlagengeburten etwas relativ Normales. Hier wird deutlich, wie sehr der „Erfolg" von der Einstellung des Teams abhängig ist.

Bei einer solchen Geburt ist Ruhe, Abwarten und handwerkliches Können des geburtshilflichen Teams das Wichtigste für ein gutes Gelingen. Bei den BEL-Geburten, die ich miterlebt habe und die komplizierter verlaufen sind, ist entweder die Frau in ihrem Gebärvorgang gestört worden, oder der betreffende Arzt war zu ängstlich und dadurch zu wenig abwartend. Es ist daher sinnvoll, sich umzuhören, welche Klinik die meiste Erfahrung hat.

Die Art der Geburtshilfe ist dann auch wieder klinikspezifisch. Einige Kliniken legen Wert auf eine PDA (s. S. 170), und die Geburt findet in der so genannten Steinschnittlage mit Dammschnitt statt (entspricht der Position auf dem gynäkologischen Stuhl). In anderen Kliniken können sich die Frauen frei bewegen und ihre Kinder aus BEL am Seil stehend oder auf dem Hocker gebären (s. S. 147) ohne einen Schnitt. Dies ist natürlich sehr förderlich für die Geburt.

In der Regel wird bei dem Aufklärungsgespräch in der Klinik Ihrer Wahl noch ein Ultraschall durchgeführt, um zu sehen, wie das Kind in der Gebärmutter genau liegt. Je nachdem, wie es z. B. seine Beine hält – angewinkelt, gestreckt oder die Füße nach unten geschoben –, werden dann die Möglichkeiten einer normalen Geburt mit Ihnen ausführlich besprochen. Spezielle Wünsche für die Geburt können Sie in diesem Gespräch natürlich anbringen.

In einigen Regionen haben die Frauen auch die Möglichkeit, ihr Kind mit BEL zu Hause zu gebären.

Ich möchte Sie gern dazu ermuntern, eine normale Geburt anzustreben. Zu einem Kaiserschnitt können Sie sich unter der Geburt immer noch kurzfristig entscheiden, und keine Hebamme, keine Ärztin wird Ihnen dann diesen Wunsch verweigern. Wenn Sie gesund sind, ein gutes Gefühl und ein erfahrenes, motiviertes Team haben, haben Sie beste Voraussetzungen. So ermöglichen Sie sich und Ihrem Kind einen guten Start in diese Welt.

Falls Sie sich für einen geplanten Kaiserschnitt entscheiden sollten, ist es immer sinnvoll, auf das Einsetzen der Wehen zu warten, damit Ihr Kind wirklich selbst seinen Geburtstag bestimmen kann und nicht früher, als es dazu bereit ist, auf die Welt geholt wird. Das Einsetzen der Wehen ist außerdem wichtig für die Anpassung des Neugeborenen an seine neue Welt. Kinder, die durch geplante Kaiserschnitte auf die Welt geholt werden, haben relativ häufig Atemprobleme, da die Stresshormone der Geburt fehlen und das Kind ohne Vorbereitung aus seinem geschützten Raum gerissen wird.

Einige Kliniken lassen sich ungern auf das Abwarten des natürlichen Geburtsbeginns ein, da es für das Team angenehmer ist, einen geplanten OP-Termin zu vergeben. Vielleicht sagt man Ihnen, dass dann das gesamte Team fit und ausgeschlafen ist und Sie dadurch besser versorgt werden. Aber in jeder guten geburtshilflichen Abteilung steht jederzeit alles für einen Kaiserschnitt bereit. Es gibt ja auch nachts mal unerwartete Komplikationen.

Falls Sie partout keine Klinik für einen geplanten Kaiserschnitt bei Wehenbeginn finden, sollte dieser stattdessen um den eigentlichen Geburtstermin herum durchgeführt werden. Wenn Sie sich dann vor der Operation noch für ein paar Stunden einen Wehentropf geben lassen, sodass zumindest ein paar künstliche Wehen erzeugt werden, die dem Kind zeigen, dass es nun geboren werden muss, ist dies vielleicht ein akzeptabler Kompromiss.

Kann ich auch Zwillinge normal auf die Welt bringen?

Auf 10 000 Lebendgeburten kommen rund 110 Zwillings- und zwei Drillingsgeburten. In den letzten 15 Jahren ist die Rate der Mehrlingsschwangerschaften durch häufigere Sterilitätsbehandlungen und künstliche Befruchtungen stark angestiegen. Zweieiige Zwillinge sind sich nicht ähnlicher als andere Geschwister und können daher auch verschiedenen Geschlechts sein. Nur ein Drittel der Zwillingspaare ist aus einem einzigen Ei entstanden, d. h sie haben mit Sicherheit dasselbe Geschlecht und sind sich zum Verwechseln ähnlich.

Während der Schwangerschaft können auch Sie sich von einer Hebamme betreuen lassen. Je nach Verlauf wird bei Bedarf eine Ärztin hinzugezogen. In der Regel verlaufen Zwillingsschwangerschaften, die spontan entstehen, wesentlich unkomplizierter als jene, die nach den oben erwähnten Behandlungen entstanden sind.

In der Schwangerschaft gelten und helfen dieselben Maßnahmen wie bei einer Schwangerschaft mit nur einem Kind. Meist sind die Beschwerden aber stärker ausgeprägt oder setzen aufgrund der stärkeren Belastung eher ein.

Zwillinge – vor allem die, die nicht spontan entstanden sind – haben die Tendenz, vor dem eigentlichen Termin auf die Welt zu kommen. Vor der 36. SSW sollten Sie in diesem Fall zur Entbindung eine Klinik aufsuchen, der eine Kinderklinik angeschlossen ist. Danach ist dies in der Regel nicht mehr nötig, vorausgesetzt, Sie und Ihre Kinder sind gesund.

Liegen beide Kinder in der üblichen, der Schädellage, können sie natürlich auch normal geboren werden. Dies gilt auch für den Fall, dass der erste Zwilling in Schädellage und der zweite in BEL liegt. Wenn aber der erste in BEL liegt oder gar beide, gibt es nur wenige Kliniken, die damit Erfahrung haben. Auch bei Zwillingsgeburten hängt der Erfolg der Geburt wieder von der Erfahrung des Teams ab, und daher ist es auch hier ratsam, sich gut zu informieren und umzuhören.

Sollten Sie sich für einen Kaiserschnitt entscheiden, lesen Sie bitte auf S. 117 weiter.

Kann mein Kind zu groß sein und nicht durch das Becken passen?

Einigen Frauen wird bereits am Ende der Schwangerschaft mitgeteilt, dass es besser wäre, einen Kaiserschnitt machen zu lassen, da das Kind zu groß sei.

Ein solches „Missverhältnis" vor der Geburt zu diagnostizieren ist nicht möglich und medizinisch noch nicht einmal im Ansatz haltbar, es sei denn, die Schwangere hatte einen schweren Beckenbruch oder das Kind einen so genannten Hydrocephalus. Beides sind absolute Raritäten.

Die Geburt hat ihre eigene Dynamik und wird durch unbedachte Verunsicherung im Vorfeld nur gestört. Wie es läuft, ergibt sich sowieso erst während der Geburtsarbeit. Jede Hebamme und jeder erfahrene Geburtshelfer weiß, dass erst dann beurteilt werden kann, wie das Köpfchen durch das Becken rutscht. Und dies ist abhängig von der Wehentätigkeit, von der Beckendehnung unter der Geburt und von der Konfiguration des kindlichen Köpfchens. Die Schädelknochen schieben sich unter der Geburt auf ihrem Weg durch das Becken unter dem Druck der Wehen bei Bedarf ein wenig übereinander, sie „konfigurieren". Das ist eine optimale Erfindung, um jedem Kind eine normale Geburt zu ermöglichen. Deshalb sind Bewegung unter der Geburt und eine aufrechte Gebärhaltung so wichtig! Diese Situation kann im Vorfeld nicht beurteilt oder simuliert werden.

Ebenso wenig kann man Ihnen vorher sagen, wie schwer Ihr Kind voraussichtlich sein wird.

Durch die Messung des Kindes per Ultraschall kommen teilweise Irrtümer bei der Gewichtsschätzung von gut 1000 g zustande. Unabhängig von der Verunsicherung der Schwangeren hat die Diagnose „Das Kind ist zu groß, d. h., es liegt eine Makrosomie vor" auch drastische Auswirkungen auf den Geburtsverlauf. Eine neuere Studie, bei der eine Gruppe von Schwangeren mit einem kindlichen Schätzgewicht von über 4000 g mit einer Gruppe von Schwangeren mit einem kindlichen Schätzgewicht von unter 4000 g verglichen wurde, hat die Brisanz dieser voreiligen Diagnose deutlich gemacht. In der Gruppe, in der die Kinder per Ultraschall auf über 4000 g geschätzt wurden, haben die Frauen doppelt so häufig einen Kaiserschnitt bekommen. Obgleich sich im Nachhinein herausstellte, dass von den 135 diagnostizierten „Makrosomien" in der einen Gruppe 52 Kinder im Endeffekt unter 4000 g wogen. Die Diagnose allein hat das geburtshilfliche Team dazu verleitet, doppelt so häufig einen Kaiserschnitt zu machen, während bei der Hälfte der Kinder die Schätzung auch noch falsch war. Das Ergebnis dieser Studie bestätigt viele andere Untersuchungen, und es ist bedauerlich, daß diese kontrollierten, wissenschaftlichen Untersuchungen zum Wohle von Mutter und Kind in den meisten Praxen und Kliniken wider besseres Wissen ignoriert werden. Die Ultraschalluntersuchung ist eines der ungenauesten Messinstrumente zur Schätzung des kindlichen Gewichtes. In einer Uniklinik wurde parallel zu einer freiberuflichen Hebamme kurz vor der Geburt das kindliche Gewicht geschätzt. Die Ärzte verwendeten ihren Ultraschall hierzu, die Hebamme tastete mit ihren Händen den Bauch ab. Das Ergebnis: Die Hebamme lag mit ihren Gewichtsschätzungen wesentlich genauer als die Ärzte mit ihrem Ultraschall. Trotzdem hat es grundsätzlich natürlich wenig Sinn, das Gewicht vorher überhaupt schätzen zu lassen, da davon nichts abgeleitet werden und die Schwangere sehr verunsichert werden kann, was manchmal sogar zu Geburtskomplikationen führt. Einige Frauen, denen ein großes Kind prophezeit wurde, haben unter der Geburt Angst loszulassen, ob der befürchteten Größe. Meist stimmt dann hinterher – wie gesehen – noch nicht einmal das

Gewicht überein. Die Geburt hat eine eigene Dynamik und wird durch unachtsame Verunsicherung im Vorfeld nur gestört. Wie es läuft, ergibt sich sowieso erst während der Geburtsarbeit.

Was, wenn der Mutterkuchen (Plazenta) direkt vor dem Muttermund liegt?

Die Plazenta sitzt normalerweise hinten, vorn, seitlich oder im Fundus, d.h. am obersten Platz der Gebärmutter. Auf alle Fälle weit weg vom Muttermund. In seltenen Fällen bedeckt aber eine Plazenta den Muttermund vollständig oder teilweise. Eine solche Plazenta praevia kann eindeutig erst ab ca. der 30. SSW diagnostiziert werden, da durch das Gebärmutterwachstum die Plazenta auch immer weiter hochgezogen wird.

Viele Frauen erhalten leider schon viel früher diese Diagnose und sind dadurch verunsichert. Die Diagnose vor der 30. SSW zu stellen ist falsch und hat nichts mit großer Vorsicht oder Umsicht zu tun.

Die Ursache für Plazenta praevia ist meistens unklar. Sie findet sich häufiger bei Mehrlingsschwangerschaften, die eine größere Plazenta erfordern, bei Mehrgebärenden, nach Ausschabungen und Kaiserschnitten sowie bei Frauen, die Kokain eingenommen haben. 98 % aller Frauen, die eine Plazenta praevia haben, haben Blutungen in der Schwangerschaft, und die Kinder legen sich – das zeigt ihren großen Selbsterhaltungswillen! – häufig in Beckenendlage oder Schräglage, um mit dem Köpfchen nicht auf ihren Mutterkuchen zu drücken. Beim Sex müssen Sie evtl. ein Kondom benutzen.

Wenn die Plazenta nur in der Nähe des Muttermundes liegt, kann das Kind in der Regel normal geboren werden. Sein Köpfchen sorgt dafür, dass bei der Geburt evtl. Blutungen abgedrückt werden. Sobald sie allerdings – teilweise oder ganz – direkt vor dem Muttermund liegt, muss ein Kaiserschnitt vorgezogen werden.

Die meisten Kliniken machen hier gern einen geplanten Kaiserschnitt. Sie können aber auch hier eine Klinik suchen, die bereit ist, auf Wehenbeginn zu warten (s. S. 117). Wichtig ist hierbei, dass Sie vorher schon in der Klinik bekannt sind und Blutkonserven für den Fall einer größeren Blutung, die bei dieser Art des Plazentasitzes auftreten kann, für Sie bereitgestellt werden. Bei den geringsten Wehenanzeichen oder Blutungen sollten Sie dann die Klinik aufsuchen. Wegen der Blutungsgefahr ist es nicht sinnvoll, auf kräftige Wehen zu warten. Je eher Sie in der Klinik sind, umso mehr Zeit hat das Team für die Vorbereitung.

Falls dies nicht möglich sein sollte, können Sie sich vor Wehenbeginn stationär aufnehmen lassen oder sich vor einem geplanten Kaiserschnitt einen Wehentropf geben lassen, damit das Kind weiß, dass es nun geboren werden soll und ihm die Anpassung nach der Geburt leichter fällt (s. S. 117).

Eine Plazenta praevia kommt bei weit unter 1 % aller Schwangerschaften vor. Ist also eher selten.

Ich hatte eine Operation am Muttermund (Konisation). Kann ich trotzdem normal gebären?

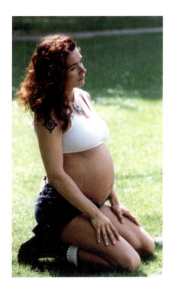

Einigen Frauen ist nach einem auffälligen Krebsabstrich ein Stückchen des Gebärmutterhalses entfernt worden (Konisation). Zum einen wird nach einer Konisation gefürchtet, dass der Muttermund mit fortschreitender Schwangerschaft den Druck nicht aushalten kann und zu früh aufgeht, zum anderen, dass er durch das Narbengewebe unter der Geburt evtl. nicht aufgehen kann. Beides ist natürlich denkbar. Die Frauen, die ich betreue, die solch einen Eingriff hatten, hatten in der Regel weder in der Schwangerschaft noch unter der Geburt Probleme damit. Sie können in der Schwangerschaft Momente, die Frühgeburtlichkeit fördern, vermeiden und kurz vor der Geburt vorbereitende Maßnahmen unterstützend anwenden (s. S. 132). Einer normalen Geburt steht jedenfalls nichts im Wege. Wichtig ist, dass solche Eingriffe nicht zu früh unternommen werden, da natürlich ein heiler Gebärmutterhals das Beste ist. Achten Sie in Zukunft einfach darauf, dass der so genannte Pap-Abstrich nur um die Zeit Ihres Eisprunges (ca. Zyklusmitte) durchgeführt wird, da er sonst zu ungenaue Ergebnisse erzielt. Bei auffälligen Befunden sollten Sie sich immer eine zweite Meinung einholen, z. B. in einer Dysplasie-Sprechstunde. Informationen hierzu erhalten Sie im FFGZ (s. S. 172). So ersparen Sie sich voreilige Operationen.

Was ist Gestationsdiabetes?

Eine in der Schwangerschaft erstmals aufgetretene Zuckerkrankheit, ein so genannter Diabetes. Symptome hierfür können sein: extremes Durstgefühl (bis zu zehn Liter am Tag), häufiges Wasserlassen und mehrmals nachgewiesener Zucker oder auch Azeton im Urin, Schwäche- und Mattigkeitsgefühl. Beim Abmessen des Bauches können von einer Untersuchung zur nächsten bis zu zehn Zentimeter mehr an Leibesumfang gemessen werden, verursacht durch zu viel Fruchtwasser und ein großes Kind. Außerdem neigen die betroffenen Frauen häufig zu Harnwegs- und Vaginalinfektionen. Frauen, die hohen Blutdruck und/oder Übergewicht haben, sowie Mehrgebärende sind eher betroffen als gesunde Erstgebärende. Wichtig ist natürlich auch die Anamnese. Gibt es Zuckerkrankheit in der Familie, oder haben Sie als Schwangere bereits mehr als drei Fehlgeburten hinter sich, ein Kind über 4500 g oder ein stark fehlgebildetes Kind geboren?

Dies können, müssen aber keine Hinweise sein. Es sollte immer ein komplexes, individuelles Bild entstehen.

Es wird bei dem Gestationsdiabetes von nahezu denselben Komplikationen ausgegangen, die der in der Jugend erworbene Diabetes mellitus verursacht, wie z. B. Fehlbildungen und Makrosomien bei kindlicher Unreife. Schätzungsweise sind maximal 5 % aller Schwangeren betroffen. Es wird vermutet, dass ein Teil der betroffenen Frauen nach zehn Jahren einen manifesten Diabetes entwickeln. Ob dies nun 10 oder 50% sind, ist noch nicht geklärt. Eine große kontrollierte internationale Studie ist frühestens 2004 abgeschlossen. Dann wissen wir hoffentlich mehr.

Die Ursachen, weshalb in der Schwangerschaft bei einigen Frauen der Blutzucker schwankt, ist noch nicht bekannt. Die evidenzbasierte Medizin (s. S. 31) empfiehlt daher keine grundsätzliche Untersuchung aller Schwangeren. Bei Symptomen oder anamnestischen Auffälligkeiten kann bei Ihnen gezielt ein so genanntes Blutzucker-Tagesprofil durchgeführt werden sowie der HbA1-Wert aus Ihrem Blut, der Aufschluss über die Blutzuckerstoffwechsellage der letzten drei Monate gibt und Hinweis auf einen manifesten Diabetes wäre. Therapiert werden soll grundsätzlich mit Diät und Bewegung. Von einer Insulin-Therapie wird in der EBM eindeutig abgeraten. Es gibt noch viel zu wenig Forschungsergebnisse, die solch eine aggressive Hormontherapie bei der noch unklaren Bedeutung dieser Blutzuckerauffälligkeiten in der Schwangerschaft rechtfertigen.

In Deutschland gibt es Regionen, in denen bei jeder Schwangeren ab der 24. SSW zur Entdeckung eines Gestationsdiabetes der so genannte orale Glukose-Toleranztest (oGTT) durchgeführt wird. Leider führen diese routinemäßigen oGTTs zu einer immensen Häufung von unnötigen Eingriffen. Falls Sie zu den Frauen gehören, die bereits in solch einer Forschungsregion wohnen, können Sie zu Ihrer Beruhigung eine Diabetes-Tagesklinik o. Ä. aufsuchen, wo spezialisierte Internisten und Krankenschwestern Sie beraten und weitere Untersuchungen durchführen werden. Meist wird die erstmals getroffene Diagnose dann nicht bestätigt! Das feine physiologische Zusammenspiel zwischen Mutter und Kind erschwert die Diagnose sowieso.

Deshalb wäre es sinnvoller, allein die Frauen gezielt zu untersuchen, die die eingangs genannten Symptome zeigen. Sinnvoll wäre außerdem eine Selbstkontrolle der gefährdeten sowie der betroffenen Frauen mit einem Blutzuckergerät sowie eine gute Ernährungsberatung. Die aber ist nur im Rahmen einer individuellen und zeitaufwändigen Vorsorge möglich.

All das gilt für Frauen, die erst während ihrer Schwangerschaft einen Diabetes entwickeln, und natürlich nicht für Frauen, die einen bekannten, in der Jugend erworbenen, insulinpflichtigen, so genannten manifesten Diabetes haben und bereits in internistischer Betreuung sind. Sie sollten ihre Insulintherapie unter guter Betreuung genau einstellen lassen, um geburtshilflichen Komplikationen vorzubeugen.

Woran erkenne ich vorzeitige Wehen?

Das Hartwerden des Bauches allein, was 10–20-mal am Tag normal ist, oder das Aufzeichnen von Schwangerschaftswehen, den so genannten Braxton-Hicks-Kontraktionen, am CTG ist kein Indiz für eine vorzeitige Wehentätig-

Woran erkenne ich vorzeitige Wehen?

keit. Leider werden hier sehr häufig Schwangerschaftswehen mit vorzeitigen Wehen verwechselt und Frauen, die bis dato ein gutes Gefühl hatten, total verunsichert. Frauen, die vorzeitige Wehen haben, haben eine gewisse Stresssymptomatik wie vor Prüfungen und eindeutige Veränderungen am Muttermund. D.h., beim Untersuchen ist dieser nicht nur weich und beginnt sich zu öffnen (was spätestens ab der 30. SSW auch normal sein kann), sondern es kommt ein wenig zu Blutungen während der Untersuchung durch die Reizung des Gewebes. Ist Ihr Muttermund noch geschlossen und so wie vorher, haben Sie mit Sicherheit keine vorzeitigen Wehen. Obwohl dann häufig die Bemerkung kommt: „Da haben wir es ja noch rechtzeitig gemerkt." Vorzeitige Wehen beinhalten immer geburtsbereite Veränderungen am Muttermund, schmerzhafte Wehen, Stressgefühl, und das Kind drückt stark nach unten. Es muss immer ein Gesamtbild betrachtet werden. Frauen sind einfach auch hier sehr unterschiedlich. Die Diagnose „Vorzeitige Wehen" ist vermehrt aufgetreten zu einer Zeit, den 70er-Jahren, in der überhaupt damit begonnen wurde, schwangere Frauen vaginal zu untersuchen. Dies gehörte davor in der Regel nicht zur Schwangerenbetreuung, und in vielen Ländern ist dies auch heute kein fester Bestandteil der Vorsorge. Es wurde einfach angenommen, dass der Gebärmutterhals, die Zervix, sich in der Schwangerschaft so anfühlen muss wie vorher. Die individuellen Veränderungen und die Beschaffenheit von Frau zu Frau sind nicht berücksichtigt worden. Immerhin haben wir, auch wenn der Vergleich ein wenig komisch anmutet, auch alle sehr unterschiedlich lange und geformte Nasen! Aber so individuell wie unsere Nase ist auch unsere Zervix. Es liegt nahe, dass viele somit aus der Normkurve als auffällig, weil abweichend, herausfallen. Mittlerweile wird in einigen Regionen keine vaginale Untersuchung mehr durchgeführt, sondern stattdessen ein vaginaler Ultraschall. Hierbei wird nicht nur der in die Scheide hereinragende Teil des Gebärmutterhalses, die Portio bzw. äußerer Muttermund (2–3 cm), gemessen, sondern die gesamte Länge der Zervix einschließlich des inneren Muttermundes. Ist dieser „trichterförmig" verändert, wird sofort die Diagnose „Vorzeitige Wehentätigkeit" gefällt. Auch wenn die gesamte Länge sich von 4,7 auf 3,9 verkürzt hat, wird von vorzeitigen Wehen gesprochen, ohne dass die Frau etwas davon bemerkte. Diese Untersuchungen eignen sich in der Regel nicht als Routine-Untersuchung, um eine Schwangere kompetent zu begleiten, da sie losgelöst von der Selbstwahrnehmung der Frauen durchgeführt werden und meist zu Fehldiagnosen führen. Wissenschaftlich fundiert sind sie auch nicht. Immerhin ist somit in einigen Regionen der Anteil der Risikoschwangeren auf über 60 % gestiegen. Dies kann nicht sein. In der Regel wird bei 10–20 % der Schwangeren von Abweichungen unterschiedlicher Schwere ausgegangen. Gäbe es 60 % Risikoschwangere, wären wir vor Tausenden von Jahren bereits ausgestorben.

Welche Infektionen sind in der Geburtshilfe von Bedeutung?

Infektionen sind in der Regel ein komplexes Geschehen. Sie spielen eine wichtige Rolle als Ursache für Frühgeburtlichkeit, hängen aber auch häufig von psychosozialen Komponenten ab. Rein körperlich-mechanisch können sie eigentlich nicht betrachtet werden. Mittlerweile ist bekannt, dass Frauen mit psychosozialen Stressfaktoren häufiger an Infektionen leiden als Frauen, die ein stabiles Umfeld haben. Häufig wechselnder Geschlechtsverkehr kann ebenso eine Infektionsquelle darstellen wie mangelnde Hygiene des Partners.

Wichtig für einen guten Schutz vor Infektionen ist ein starkes Immunsystem. Dies erreichen Sie durch

- gute, ausgewogene Ernährung
- einen gesunden Lebensstil: Bewegung, frische Luft, Ruhe und Entspannung
- ruhigen Schlaf
- Stressabbau
- Vermeidung von aggressiven Waschmitteln, Deodorants oder Parfüms im Vaginalbereich
- Vermeidung von engen Jeans, Slips und synthetischen Stoffen vor allem im unteren Körperbereich
- bei Anfälligkeit: Verwendung von Kondomen als Infektionsschutz

Das Immunsystem wird geschwächt durch Anämien (Blutarmut), Antibiotika und Hormonpräperate. Wie Sie Ihr Scheidenmilieu besonders stärken können, lesen Sie bitte auf S. 76 nach.

→ **Beta-Streptokokken**

Die gefürchteststen Keime in der Geburtshilfe sind die Beta-Streptokokken, sehr aggressive und resistente Bakterien, die bei Früh- oder Neugeborenen zu einer schweren Allgemeininfektion führen können. Je reifer das Kind und je geringer die Anzahl der Keime, desto unwahrscheinlicher ist eine Infektion. Da diese Bakterien früher leider sehr schnell mit Antibiotika in der Schwangerschaft therapiert wurden, sind sie bedauerlicherweise mittlerweile resistent gegen die meisten Präparate. 30 % aller nicht schwangeren Frauen haben ß-Steptokokken in der Scheide, die in der Regel keine Probleme machen. Bei stärkerem Befall in der Schwangerschaft sind sie nicht so ungefährlich wie außerhalb der Schwangerschaft. Wenn Sie Symptome haben und einen Abstrich machen lassen, bei dem Beta-Streptokokken gefunden werden, wird nach neuesten Erkenntnissen erstmal gar nichts gemacht, außer Sie selbst haben massive Beschwerden. Sie können Ihr Scheidenmilieu stärken oder die empfohlenen naturheilkundlichen Anwendungen, die auch auf S. 52 bei Vaginalpilz empfohlen werden, nutzen. Der Abstrich kann in der Schwangerschaft wiederholt werden, da die Bakterien auch manchmal ohne Zutun nicht weiter nachweisbar sind.

Sollten Sie gegen Ende der Schwangerschaft immer noch Beta-Strepto-kokken in Ihrem Abstrich haben, wird empfohlen, unter der Geburt einma-lig eine Antibiotikuminfusion durchzuführen, da dies der optimale Schutz für das Neugeborene ist. Sie müssten dann natürlich auch zur Geburt in eine Klinik gehen. Wichtig ist allerdings, in der Schwangerschaft auf eine antibiotische Therapie zu verzichten, da sie in der Regel nicht anschlägt und stattdessen aber zu späteren Resistenzen führt. Leider hat sich diese Tatsache noch nicht überall herumgesprochen.

→ HIV = AIDS-Virus

Die durch Retroviren verursachte Erkrankung wird durch Körperflüssig-keiten wie Blut oder Sperma übertragen. Zu den Risikogruppen gehören u. a. Drogenabhängige und Prostituierte. Bei jedem ungeschützten Ge-schlechtsverkehr kann eine Übertragung stattfinden. Sie kann zwar medi-kamentös behandelt, aber nicht geheilt werden und kommt manchmal erst nach Jahren zum Ausbruch.

In der Schwangerschaft ist die Durchführung eines HIV-Testes freiwillig und sollte nur nach Aufklärung und schriftlicher Zustimmung der Frau durchgeführt werden. Das Ergebnis darf nicht in den Mutterpass einge-tragen werden. Die Tragweite dieser Diagnose ist zu weitreichend. Eine Ansteckung kann frühestens drei Monate nach Exposition nachgewiesen werden. Gelegentlich treten auch erst einmal falsch positive Ergebnisse auf. Frauen, die HIV-positiv sind, sollten sich mit der AIDS-Beratung in Ver-bindung setzen und sich in geburtshilflichen Spezialeinrichtungen, häufig in Unikliniken, betreuen lassen. Schwangerschaftskomplikationen sind nicht bekannt. Der Ausbruch der Erkrankung kann allerdings durch eine Schwangerschaft beschleunigt werden. Deshalb besteht die Möglichkeit eines Schwangerschaftsabbruches.

20–50 % aller Kinder infizieren sich rund um die Geburt. Nach neuesten Erkenntnissen wird davon ausgegangen, dass Frauen, die eine frische Infek-tion und somit eine hohe Virendichte haben, zum Schutz des Kindes einen Kaiserschnitt machen lassen sollten. Frauen, bei denen die Infektion länger zurückliegt und die Virendichte entsprechend geringer ist, können ihr Kind normal gebären, weil die Vorteile für das Kind geringer sind als das Opera-tionsrisiko für die Mutter. All das sollten Sie in einer entprechenden Ein-richtung besprechen und sorgsam abwägen. Einigen Untersuchungen nach soll Stillen ein guter Schutz für das Kind sein, da spezielle Antikörper gegen diese Erkrankung von der infizierten Mutter an das Kind weitergegeben werden.

→ Herpes genitalis

Durch Sexualkontakt übertragene Viren bilden Bläschen. Falls Sie bei Ge-burtsbeginn eine „blühende" Infektion am Scheideneingang haben, sollte durch einen Abstrich untersucht werden, ob Viren in den Bläschen vorhanden sind. Wenn ja, wird voraussichtlich ein Kaiserschnitt gemacht, bevor die Fruchtblase springt, damit Ihr Kind sich nicht unter der Geburt anstecken kann. Herpes kann beim Neugeborenen u. a. zu Hirnhautentzündung führen.

Bei Frauen, die schon häufig Herpes im Genitalbereich hatten, ist ein „Aufblühen" der Bläschen in der Regel meist nicht mehr sehr infektiös. Treten Infektionen in der Schwangerschaft häufiger auf, sollte prophylaktisch vor der Geburt mit Aciclovir behandelt werden.

→ Toxoplasmose

Eine von Parasiten verursachte, grippeähnliche Erkrankung, die vorwiegend durch rohes Fleisch und infizierten Katzenkot übertragen werden kann. Außerhalb der Schwangerschaft ist sie unbedeutend. In der Schwangerschaft werden Fehlbildungen beim Kind vermutet. Eine Untersuchung wird bei Frauen empfohlen, die Katzen haben oder auf dem Bauernhof oder in Fleischereien arbeiten. In England und den Niederlanden wird diese Erkrankung gar nicht untersucht. Es ist umstritten, ob die derzeit stark immunsuppressive Therapie wirklich sinnvoll ist und das Kind nicht mehr schädigt als die Infektion. Es fehlen derzeit noch kontrollierte Langzeitstudien.

→ Gonorrhoe

Durch beim Geschlechtsverkehr übertragene Gonokokken, die unter der Geburt auf das Kind übertragen werden, können bei diesem eine Augeninfektion verursachen. Da früher der Tripper relativ verbreitet war und es keine Möglichkeit gab, mit Penicillin zu therapieren, wurde seit 1884 allen Kindern zum Schutz nach der Geburt eine Silbernitratlösung (Credesche Prophylaxe) in die Augen geträufelt. Unbehandelt führt die Entzündung meist zur Erblindung. Heute wissen die Frauen in der Regel, ob sie an einer Geschlechtskrankheit leiden. Außerdem kann bei beidseitigen Augenentzündungen nach der Geburt dem Kind nach einem Abstrich gezielt ein Antibiotokum verabreicht werden. Die routinemäßige Prophylaxe mit Silbernitrat (was auch zum Warzenwegätzen verwendet werden kann) ist mittlerweile obsolet. Ebenso eine routinemäßige Antibiotikagabe nach der Geburt. Der obligatorische Abstrich vier Wochen vor der Geburt als Routinekontrolle hat sich ebenfalls nicht bewährt.

→ Röteln, Chlamydien und Syphilis
s. S. 66.

So können Sie sich auf die Geburt vorbereiten

*Wir werden alle von einer inneren Strömung getrieben, geboren zu werden,
zu wachsen, uns von anderen zu unterscheiden und uns
mit dem großen Ganzen zu verbinden.
Die Schönheit des Ganzen liegt darin, dass alles von selbst geschieht.
Wir müssen nichts tun, um dorthin zu gelangen.
Tatsächlich ist es so, dass der Prozess umso schwieriger wird,
je mehr wir versuchen ihn zu kontrollieren.*
PAUL FERRINI

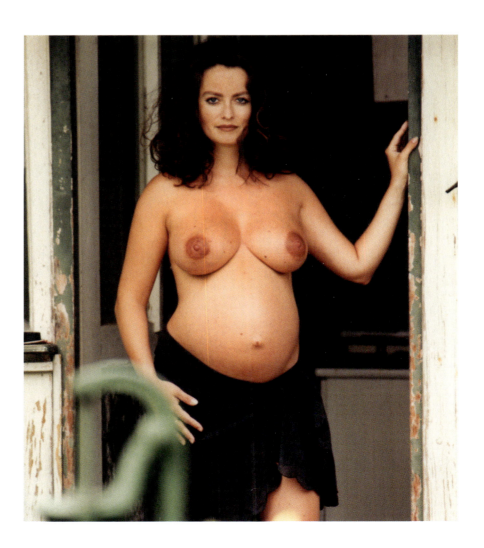

Ist Dammmassage sinnvoll? Wie funktioniert sie?

Der Damm als muskuläre Verbindung von Scheide und After muss sich bei der Geburt stark dehnen. Als Teil des Beckenbodens und als Muskel ist er dazu natürlich auch fähig. Als Vorbereitung kann es sinnvoll sein, ihn ein wenig zu trainieren und geschmeidig zu halten bzw. sich mit ihm einfach zu beschäftigen.

Zum Training dienen zum einen natürlich Sex und leichte Beckenbodenwahrnehmungsübungen, zum anderen ein durchblutungsförderndes Bad und die Massage. Wenn Sie in der Schwangerschaft Beckenbodentraining machen, ist es wichtig, nicht die äußere Muskelschicht zu trainieren, da dies auch zu Scheidenkrämpfen führen kann. Die manchmal empfohlene „Fahrstuhlübung" oder das Aufsaugen mit der Scheide sollte daher vermieden werden. Gerade diese Muskelschicht sollten Sie gut entspannen können (s. S. 15). Laut einer amerikanischen Studie ist es sinnvoll, ab der 34. SSW viermal die Woche für fünf bis zehn Minuten den Damm zu massieren oder ihn massieren zu lassen. Zur Massage sollte ein pflanzliches Öl verwendet werden (z. B. Weizenkeim- oder Olivenöl). Es gibt mittlerweile auch spezielle Dammöle mit Zusatz von ätherischen Ölen, z. B. Dammöl von Stadelmann. Beim Kauf sollten Sie auf die Qualität achten, damit es nicht zu Hautirritationen kommen kann.

Sie können das Öl vor der Massage anwärmen oder ein Sitzbad machen. Sie können auch eine warme Kompresse oder einen Waschlappen auf den Damm legen, um die Durchblutung anzuregen und zur Entspannung beizutragen.

Dies ist der eigentliche Sinn dieser Massage: ein Gefühl zu entwickeln, wie Sie trotz einer Beckenbodendehnung die Muskulatur entspannen können.

Das Öl tragen Sie sparsam auf die inneren Schamlippen und den Damm auf und verteilen es erst einmal mit kreisenden Bewegungen. Dadurch wird die Zirkulation im Gewebe und die Wahrnehmung gesteigert. Wenn das Öl etwas aufgenommen wurde, führen Sie zwei Fingerspitzen bis zum ersten oder zweiten Fingergelenk in die Scheide ein, massieren den Damm im Halbkreis von links nach rechts und umgekehrt und schieben dabei das Gewebe nach unten und außen. Wenn Sie nur einen Finger oder die Fingerspitzen verwenden, wirkt diese punktuelle Reizung wesentlich unangenehmer. Manche Frauen ölen nur die Haut außen ein, aber das ist nicht ausreichend.

Wenn Sie so das Gewebe immer weiter nach unten und außen schieben (stellen Sie sich vor, welchen Weg das Köpfchen nehmen wird), entsteht ein brennendes Gefühl, dabei sollten Sie einen Moment verharren. Das Brennen wird verschwinden, und allmählich arbeiten Sie weiter, wobei Sie die Schwelle der Schmerzempfindung immer weiter erhöhen. Versuchen Sie, entspannt mit offenem Mund auszuatmen, um die Beckenbodenmuskulatur zu lockern. Vielleicht hilft es Ihnen auch, tief zu tönen. Sie werden selbst merken, wie sich die Muskulatur am besten entspannt. Steigern Sie langsam von Massage zu Massage die Dehnung, indem Sie z. B. auch die Fingerzahl erhöhen.

Am einfachsten ist es, wenn Ihr Partner die Dammmassage durchführt, da Sie sich zurücklehnen und auf das Loslassen konzentrieren können. Sie selbst können die Massage z. B. im Stehen durchführen, indem Sie Ihre Finger von hinten in die Scheide einführen.

Wenn Sie bei Ihrer ersten Geburt keine Dammverletzung hatten, brauchen Sie zur Vorbereitung der zweiten Geburt keine Dammmassage mehr durchzuführen.

Falls Sie schon einmal geboren haben und einen Dammschnitt oder -riss hatten, sollten Sie sich der alten Narbe besonders widmen, da Narbengewebe in der Regel sehr starr ist und schlecht nachgibt. Zur Massage des Narbengewebes können Sie verwenden

- Cuprum metallicum Salbe von Wala
- APM Creme nach Penzel
- Sitzbäder mit Ringelblumen-, Heublumen- oder Lindenblütentee

Sitzbäder oder Dampfbäder führen Sie am einfachsten so durch, dass Sie eine Mülltüte über die Toilettenbrille stülpen, sich dann darauf setzen, um die Tüte zu fixieren und den angenehm warmen Tee auf die Tüte gießen. Die Badedauer sollte zehn bis fünfzehn Minuten betragen. Am Ende ziehen Sie die Tüte einfach vorsichtig ab, sodass das Badewasser in die Toilette fließen kann. Die Tüte kann, da sie ja mit der Toilettentiefe nicht in Berührung gekommen ist, mehrmals verwendet werden.

Stärkere Dehnungen mit diversen Hilfsmitteln sollten nicht vorgenommen werden, da es zu Mikrotraumen (minimalen Verletzungen) der Beckenbodenmuskulatur kommen kann und somit der Beckenboden geschädigt würde.

Leider wird bei diesem Thema sehr mit der Angst der Frauen vor einem Dammschnitt gearbeitet (s. S. 130). Diverse Hilfsmittel sind im Angebot. Es ist sinnlos, die Geburtssituation im Vorfeld künstlich üben zu wollen.

Wenn Sie die Geburt mit einem Liebesakt vergleichen, so würde keine Frau auf die Idee kommen, diesen als rein mechanischen Akt mit diversen Hilfsmitteln durchzuspielen, ohne dabei auch in der entsprechenden Stimmung zu sein.

Ebenso ist während der Geburt Ihre Hormonlage ganz anders als sonst und dadurch die Muskulatur dehnbarer und das Schmerzempfinden verändert. Außerdem wird Ihre Scheide durch vermehrte Sekretion geschmeidiger und elastischer sein. Unterstützt am Ende der Geburt noch durch das Fruchtwasser und die Käseschmiere. Ob Sie mit einem unverletzten Damm gebären werden, entscheidet im Endeffekt die Art der Geburtshilfe. Der Beckenboden wird geschont, wenn Sie eine aufrechte Gebärposition einnehmen und den Kopf Ihres Kindes langsam heraus„schieben" können. Wenn Sie dagegen in der Rückenlage gebären, wird Ihr Beckenboden stärker belastet als in jeder anderen Position. „Power-Pressen" sollte ebenso wie ein Dammschnitt nach Möglichkeit unterlassen werden.

Die Statistiken der außerklinischen Geburtshilfe zeigen, dass bei normalen Geburten und nicht invasiver Geburtshilfe die Dammschnittrate unter 10 % liegt. Die WHO geht davon aus, dass eine Dammschnittrate von über 20 % nicht zu rechtfertigen ist (pathologische Geburten eingeschlossen). In den meisten deutschen Kliniken liegt die Dammschnittrate aber bei 30–80 %. Die Einstellung des geburtshilflichen Teams spielt dabei – leider – auch immer eine Rolle.

Die Massage in der Schwangerschaft ist daher nur eine Hilfe zur psychologischen und körperlichen Einstimmung auf die Geburt. Die maximale Dehnung des Beckenbodens sollte dem kindlichen Köpfchen unter der Geburt vorbehalten bleiben.

Dammschnitt oder Dammriss – was ist besser?

Der Dammschnitt ist der in Europa häufigste operative Eingriff und der zugleich umstrittenste.

Eine gute und abwartende Geburtshilfe, die der Frau eine freie Bewegung unter der Geburt ermöglicht und ihr Zeit lässt, ihr Kind zu gebären, kommt mit sehr wenigen Dammschnitten aus.

Sollte der Damm sich nicht entsprechend dehnen, kommt es in der Regel zu Dammrissen, die immer nur so groß sind, wie es gerade nötig ist. Es werden viel weniger Blutgefäße und Muskelfasern verletzt als bei einem Schnitt, sodass auch die Heilung eines Risses in der Regel unkomplizierter verläuft. Mittlerweile ist dies in mehreren Studien bestätigt worden, trotzdem hinken einige geburtshilfliche Abteilungen dem noch hinterher.

Falls es unvermeidbar sein sollte, empfiehlt es sich, eine so genannte mediane Episiotomie durchzuführen. Hierbei kommt es zu den geringsten Muskelverletzungen. Es ist die Schnittrichtung auf der Mittellinie zwischen Scheideneingang und After, die auch bei einem Dammriss verletzt werden würde.

Dammschnitte, die seitlich ausgeführt werden (medio-laterale Episiotomien), schaffen zwar mehr Platz, schmerzen aber oft viel stärker in der Heilungsphase und schädigen natürlich auch die Muskulatur. Kommt es dann noch zusätzlich zu einem Riss, verläuft dieser in der Regel wieder in Richtung Mittellinie, sodass der Beckenboden dadurch sehr stark verletzt ist.

Reißt es bei einem geraden Schnitt weiter, so reißt es weiter in dieselbe Richtung. Selten kommt es dabei zu einer Verletzung der Aftermuskulatur

(Sphinkterriss). Die Versorgung eines solchen Risses ist heutzutage in der Regel kein Problem mehr und die Heilung unauffällig. Problematischer ist sie, wenn diesem Riss ein seitlicher Schnitt vorausgegangen ist.

Sie können dies mit Ihrer Hebamme oder der Klinik Ihrer Wahl bei der Geburtsanmeldung besprechen und Ihre Wünsche äußern. Ein Dammschnitt stellt immer eine Körperverletzung an Ihrer intimsten Körperregion dar.

Welche körperlichen Vorbereitungen gibt es?

Damit das Kind sich gegen Ende der Schwangerschaft optimal in das Becken einstellen kann, wäre es sinnvoll, wenn Sie ca. ab der 34 SSW, bei einer Beckenendlage auch früher, Sitzpositionen vermeiden, in denen Ihre Knie höher sind als Ihr Becken. Die Knie sollten immer unterhalb des Beckens sein, auch wenn Sie die Beine hochlegen. Außerdem ist es förderlich, den Bauch beim Sitzen oder Stehen nicht wie eine Hängematte, in der das Kind liegt, nach vorn fallen zu lassen. Als Folge würde sich das Kind, um nicht nach vorn zu fallen, mit dem eigenen Rücken zum Schutz an Ihre Wirbelsäule legen. Es wäre dann in einer so genannten Sternguckerposition, und das ist eine eher ungünstige Position für den Geburtsverlauf. Normal liegt der kindliche Rücken an Ihrer Bauchseite.

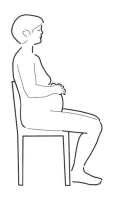

Ideal sind z. B. Kniestühle. Ganz ungünstig ist das klassische Sofasitzen. In dieser ungünstigen Position hat das Köpfchen nicht ausreichend Platz, die optimale Startposition im Becken einzunehmen, da der Beckeneingang dadurch eingeengt wird. Das Becken sollte immer aufgerichtet sein (s. S. 15). Hohe Stühle oder Barhocker beim Fernsehabend sind sinnvoll. Sie können sich auch vor einen Pezziball knien.

Eine andere Möglichkeit wäre die Seitenlage. Wenn Sie sich auf die Seite legen, unterstützen Sie das Kind in seiner Einstellung, wenn Sie ein Kissen unter den Bauch legen und das obere Bein nach vorn abwinkeln und mit einem hohen Kissen abstützen, sodass die Beine ca. hüftbreit auseinander sind. Die Haltung sollte bequem für Sie sein. Diese Entdeckungen der neuseeländischen Hebamme Jean Sutton sind eine gute Hilfe in einer Zeit, wo wir durch unser zivilisiertes Sofasitzen unserem Körper nicht immer einen Dienst erweisen.

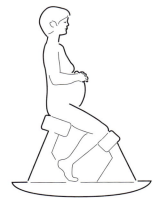
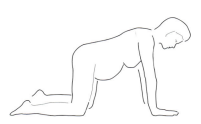
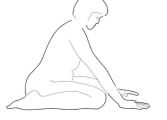

Optimale Positionen in den letzten Schwangerschaftswochen

Welche naturheilkundlichen Vorbereitungsmöglichkeiten können hilfreich sein?

In der Regel braucht eine normale Schwangerschaft keine naturheilkundlichen Maßnahmen, um die Geburt vorzubereiten. Trotzdem möchte ich einige häufige Verfahren kurz vorstellen: Pflanzenheilkunde, Aromatherapie, Homöopathie, Akupunktmassage und Akupunktur. Wichtig ist mir zu betonen: Gebären werden und können Sie! Diese Maßnahmen können Sie bei Bedarf lediglich unterstützen!

→ Pflanzenheilkunde

Unter Phytotherapie (Pflanzenheilkunde) wird jede Tee-, Saft- oder Kräuterbad-Anwendung verstanden.

Einige Pflanzenwirkstoffe wirken speziell auf die Gebärmuttermuskulatur und können zu deren Stärkung und zur Wehenanregung dienen. Himbeerblätter und Frauenmanteltee werden hierzu am häufigsten verwendet. Sie sind zu empfehlen bei Frauen, die in der Schwangerschaft Magnesium eingenommen haben, damit jetzt gezielt Übungswehen gefördert werden. Für Frauen, deren vorangegangene Geburt lang und mühsam war, können diese Tees ebenfalls eine Hilfe sein. Zwei bis drei Tassen täglich ab der 34. SSW sind ausreichend. Nach dem errechneten Termin kann zur Wehenanregung Eisenkrauttee (Verbena officinalis) getrunken werden.

Für alle Tees gilt: Nehmen Sie einen Teelöffel Tee auf eine Tasse und lassen Sie den Tee zehn bis fünfzehn Minuten lang mit Deckel ziehen, damit die Wirkstoffe nicht entweichen. Spätestens nach vier bis sechs Wochen sollten Sie die Sorte wechseln. Auch empfiehlt es sich nicht, mehr als höchstens vier bis sechs Kräuter zu mischen. Immerhin handelt es sich um medikamentöse Wirkstoffe.

Gelegentlich wird die tägliche Einnahme von einem Esslöffel Leinsamen empfohlen. Er soll, ab der 34. SSW eingenommen, die Schleimproduktion in der Scheide anregen, damit das Kind besser „flutschen" kann. Wenn Sie das tun, vergessen Sie nicht, auf alle Fälle reichlich zu trinken.

→ Aromatherapie

Bei der Aromatherapie werden Essenzen der Pflanzen verwendet. Beliebt sind die Rezepturen von Ingeborg Stadelmann in der Geburtshilfe. Alle Öle können, meist in Verdünnung, in der Duftlampe, in einem Massageöl, einem Wickel oder Bad verwendet werden. Wehenfördernde Wirkung haben Eisenkraut 100 %, Zimt, Muskatellersalbei, Ingwer und Nelke. Sie sollten beim Kauf des Öls auf dessen Qualität achten, d. h. es muss auf dem Fläschchen immer der lateinische Pflanzenname, der verwendete Pflanzenteil, das Herstellungsverfahren (z. B. Wasserdampfdestillation), das Herkunftsland und die Angabe „100 % reines ätherisches Öl" vermerkt sein.

Frauen, die gern riechen und das Arbeiten mit ätherischen Ölen mögen, können sie zur Geburtsvorbereitung oder drum herum verwenden. Nach dem Termin kann es auch als sanfte Einleitung dienen.

→ Homöopathie

Von dem deutschen Arzt Samuel Hahnemann begründete Therapieform, bei der u. a. Pflanzen in hochverdünnter Form als Kügelchen oder Tropfen verabreicht werden. Die Auswahl erfolgt nicht nach Krankheitssymptomen, sondern unter Einbeziehung des gesamten Menschen: Körper, Geist und Seele werden nicht getrennt. Hierdurch wird ein Bild vermittelt, aufgrund dessen dann die entsprechende homöopathische Arznei verordnet wird. Die Homöopathie geht davon aus, dass die Symptome, die ein eingenommenes Mittel bei einem gesunden Menschen auslöst (Arzneimittelprüfung), mit demselben Mittel bei einem zu behandelnden Menschen, der diese Symptome aufweist, geheilt werden. „Ähnliches wird durch Ähnliches geheilt" ist der Leitsatz dieser Therapie.

Die klassische Homöopathie arbeitet mit einer einzigen Arzneimittelgabe in einer höheren Potenz (meist C-Potenzen, selten D-Potenzen) nach einen ausführlichen Erhebung der gesamten Beschwerden und Gefühlszustände. Was demnach bei der einen Frau die Geburt einleitete, hilft bei einer anderen überhaupt nicht. Es muss immer individuell das spezifische Mittel für die betreffende Frau gesucht werden.

Prophylaktische Gaben von einem Mittel oder mehreren Mitteln zur Vorbereitung sollten auf alle Fälle vermieden werden. Dies kann leider auch zu ungewünschten Nebenwirkungen führen.

In ausgebildeten Händen kann die Homöopathie eine gute Methode sein, bei Problemen Mutter und Kind sanft zu helfen. Das Einsatzgebiet ist vielfältig.

→ Akupunktmassage

Bei der Akupunktmassage (APM) nach Penzel wird an den Energiebahnen des Körpers, den Meridianen, mit einem Massagestäbchen entlanggestrichen. Hierdurch soll durch Lösung von Blockaden der Energiefluss wieder in Gang kommen. Die APM wirkt nach dem Grundgedanken der chinesischen Akupunkturlehre und der europäischen Massage.

In der Schwangerschaft kann sie sinnvoll sein und Beckenblockaden lösen, wenn sich das Kind in Beckenendlage befindet oder sein Kopf am Ende der Schwangerschaft nicht runterrutschen will. Auch bei Übelkeit oder zum Narbenentstören einer alten Dammschnitt- oder Kaiserschnittnarbe in der Schwangerschaft wird sie eingesetzt.

Die WHO-Indikationsliste für Akupunktur trifft gleichermaßen auf die Akupunktmassage zu.

→ Akupunktur

Sie arbeitet als Teil der traditionellen chinesischen Medizin (TCM) ebenfalls mit den Energiebahnen, den Meridianen, des Körpers. Durch Reizung bestimmter Punkte auf den Meridianen mit speziellen Akupunkturnadeln soll der Energiefluss wieder seine Harmonie erlangen.

Akupunktur kann vier Wochen vor dem Termin geburtsvorbereitend eingesetzt werden. Hilfreich kann das besonders bei Frauen sein, die große Angst vor der Geburt haben oder deren letztes Kind sehr mühsam zur Welt kam. Als Patentrezept für alle Frauen kann auch sie nicht gelten, da auch sie, unreflektiert und isoliert eingesetzt, schaden kann und vielleicht dann sogar Fehlstellungen des Köpfchens verursachen kann. Eine schnelle Geburt ist nicht immer eine gute Geburt. Das Köpfchen braucht seine Zeit, um herunterzurutschen.

Was bringt mir ein Geburtsvorbereitungskurs?

Geburtsvorbereitung kann als Paarkurs oder als Frauenkurs besucht werden. Informationen zu Themen rund um die Geburt, Üben von Massage-, Entspannungs- und Atemtechniken und Gebärpositionen können Ihnen diese besondere Zeit vertrauter machen und auch Hilfen geben, mit kleinen Problemen oder auch unter der Geburt mit den Wehen besser umzugehen. Wichtig und bereichernd ist der Kontakt zu anderen Schwangeren und Paaren. Zu sehen, dass andere dieselben Fragen, Ängste und Probleme haben, kann sehr wohltuend sein. Manchmal entstehen aus diesen Gruppen auch weiterführende Still- oder Krabbelgruppen auf Privatinitiative.

Die Kursleiterin ist meist Hebamme, Geburtsvorbereiterin oder Krankengymnastin. Je nach beruflichem Hintergrund oder auch nach Tätigkeitsschwerpunkt sind die Kurse unterschiedlich ausgerichtet. Es lohnt sich also, sich umzuhören oder Ihre Hebamme zu fragen, welcher angebotene Kurs vor Ort sich am ehesten mit Ihren Wünschen deckt.

Geburtsvorbereitung ist eine gute Möglichkeit, Angst abzubauen, körperlich auf die Geburt vorzubereiten und sich als Paar gemeinsam Zeit zu nehmen, sich auf das Kind einzustimmen. In einigen Orten gibt es speziell Kurse für Eltern, die schon Eltern sind. Einzelgeburtsvorbereitung von einer Hebamme bei Ihnen zu Hause kann mit ärztlichem Attest auch in Anspruch genommen werden. Da Geburtsvorbereitungskurse in der Regel keine Gymnastikkurse sind, gibt es fast keinen Grund, nicht an einem teilzunehmen. Klären Sie dies am besten mit Ihrer Hebamme, da es ärztlicherseits immer noch viele unbegründete Vorbehalte gibt.

Die Kosten für einen Kurs, der von einer Hebamme geleitet wird, übernimmt für die Schwangere die Krankenkasse (s. S. 36). Kurse, die von anderen Berufsgruppen angeboten werden, sowie die Kosten des Partners müssen selbst getragen werden.

Welche Kurse bieten sich außerdem noch an?

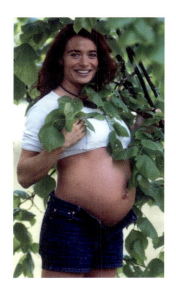

Grundsätzlich können Sie ein Kind auf die Welt bringen, ohne einen Kurs besucht zu haben. Frauen, die gern schwimmen, können dies allein tun oder einen Schwangerenschwimmkurs belegen. Dieser wird oft in Kliniken angeboten. Einige Hebammen bieten auch andere Wasserarbeit mit Schwangeren an wie z. B. Wasser-Shiatsu. Muskelarbeit ist natürlich immer gut, da Sie unter der Geburt auch eine gut aufgebaute Muskulatur benötigen.

Für Frauen, die sich mehr für Atem- und Entspannungsübungen mit leichter Körperarbeit interessieren, gibt es die Möglichkeit, spezielle Yoga-Kurse für Schwangere zu besuchen.

Wer aktiver sein möchte, geht vielleicht in einen Kurs zur Gymnastik in der Schwangerschaft. Tänzerisch-rhythmischen Bewegungen können Sie sich in einem Bauchtanzkurs für Schwangere hingeben. Der Bauchtanz ist ein ehemals geburtsvorbereitender und fruchtbarkeitsfördernder Tanz und bietet sich natürlich durch seine Beckenbezogenheit ebenfalls als vorbereitende Methode an.

Einige Frauen/Paare interessieren sich für Säuglingspflegekurse. Hier können Sie auch wieder andere Eltern kennen lernen. Ihre Hebamme kann Sie aber auch im Wochenbett gezielt und individuell hierzu beraten und ggf. anleiten.

Wie finde ich den richtigen Geburtsort für mich?

Auch dies ist in der Regel eine Gefühlsentscheidung. Sie sollten schauen, wo Sie meinen, am besten loslassen zu können. Da, wo Sie sich emotional am sichersten fühlen, wird die Geburt auch besser verlaufen. Es ist sinnvoll zu überlegen, was Ihnen wichtig ist. Sollte die Atmosphäre intim sein, wer soll anwesend sein? Möchten Sie mit einer vertrauten Hebamme Ihr Kind bekommen? Möchten Sie sich die Option einer Wassergeburt offen halten? Fühlen Sie sich am sichersten zu Hause in der gewohnten Atmosphäre, in Kliniken dagegen schnell überrumpelt? Oder können Sie sich gar nicht vorstellen, Ihr Kind zu Hause zu gebären? Welche Kreißsaalausstattung wäre dann wichtig für Sie?

Es ist ungünstig, sich nur vom Kopf leiten zu lassen oder von Freunden. Sich umhören zur Meinungsbildung ist gut, aber entscheiden können Sie am besten aus dem Bauch heraus. Wenn Sie in einem Kreißsaal sind und das Gefühl haben: „Hier ist es gut für mich", dann bleiben Sie dabei!

Am Informationsabend zeigt sich natürlich jede Klinik von ihrer besten Seite. Es ist eine Werbeveranstaltung. In der Regel hängt das gute Gefühl nicht von der Farbe der Wände ab, vielmehr von dem geburtshilflichem Team. Auch wenn Sie sich mit einer Hausgeburtshebamme oder Geburtshaushebamme treffen, entscheidet das Gefühl. Die Chemie muss stimmen.

Für den Fall, dass Ihr Kind als Frühchen auf die Welt will, oder wenn bei Ihnen andere Abweichungen vorliegen, müssen Sie sich ebenfalls entsprechend umhören, welche Klinik in Ihrer Region dafür ideal ist. In solchen Fällen haben Sie meist nicht mehr so viel Auswahl.

Manchmal lohnt es sich auch, etwas weiter zu fahren. So häufig im Leben werden Sie vermutlich nicht mehr gebären!

Was empfiehlt die Weltgesundheitsorganisation (WHO) zur Wahl des Geburtsorts?

Die WHO fordert die Möglichkeit einer freien Entscheidung bei der Wahl des Geburtsortes für jede gesunde Schwangere, die ihr Kind drei Wochen vor bis zwei Wochen nach dem Termin auf die Welt bringt. Die besten Ergebnisse erzielt eine Geburtshilfe, bei der die Frau von einer Hebamme betreut wird, also eine 1:1-Betreuung möglich ist. Muss eine Hebamme mehrere Gebärende gleichzeitig betreuen, wird meist mehr Technik eingesetzt, das Ergebnis ist aber schlechter. Alle internationalen als auch nationalen Vergleiche zwischen außerklinischen Geburten (Haus-, Praxis- und Geburtshausgeburten) und klinischen Geburten ergeben bei gesunden Frauen eindeutig die Gleich- und teilweise sogar Besserstellung der außerklinischen Geburtshilfe. In der außerklinischen Geburtshilfe werden weniger Dammschnitte durchgeführt, und die Frauen müssen nur selten zu einer Saugglocken- oder Kaiserschnittgeburt in die Klinik verlegt werden. Bei Frauen, die gleich in die Klinik gehen, werden diese Eingriffe viel häufiger durchgeführt. Die Kinder sind in der Regel genauso fit wie die in der Klinik geborenen.

Untersuchungen aus England haben gezeigt, dass einerseits einigen Kindern durch unsere Geburtsmedizin heute das Leben gerettet werden kann. Andererseits sterben aber auch Kinder in der Klinik, die vermutlich bei einer Hausgeburt nicht gestorben wären. Unnötige Eingriffe und Krankenhausinfektionen sind die Ursache. In den Niederlanden werden noch über 30 % der Kinder zu Hause geboren. Ein neuer Vergleich zwischen Frankreich, wo fast nur Klinikgeburten stattfinden, und den Niederlanden kam zu dem Ergebnis, dass die perinatale Sterblichkeit beider Länder gleich hoch ist. Medizinisch sicher ist eine außerklinische Geburt für eine gesunde Schwangere und ihr Kind. Bedauerlich ist nur die sehr unsachliche, emotionale Diskussion bei diesem Thema, die bunte Blüten treibt. So musste sich die WHO einschalten, als der damalige Vorsitzende der Gesellschaft für Gynäkologie und Geburtshilfe in den 80er-Jahren vom Bundestag ein Gesetz forderte, das ermöglichen sollte, Frauen, die eine Hausgeburt planen, zu entmündigen.

Sie selbst können und müssen entscheiden, wo Sie Ihr Kind auf die Welt bringen wollen. Wenn Sie gesund sind, haben Sie eine große Auswahl. High-Touch ist oft besser als High-Tech.

Unterliegt die Wahl des Geburtsortes auch den Modeerscheinungen?

Nach dem zweiten Weltkrieg wurde es Mode, zur Geburt in die Klinik zu gehen, obwohl am Anfang des letzten Jahrhunderts die Müttersterblichkeit bei Klinikgeburten 10-20-mal so hoch war wie bei Hausgeburten. Dabei wurden in den damaligen Kliniken nicht unbedingt kranke Schwangere betreut. Das Ausprobieren von z. B. geburtshilflichen Instrumenten, da Ärzte noch nicht lange in der Geburtshilfe tätig waren, und die Krankenhauskeime kosteten damals vielen Frauen und Kindern das Leben.

Bis 1968 gab es in Deutschland noch 30 % Hausgeburten. Die Städterinnen folgten sehr schnell dem neuen Trend. Es war schick, in die Klinik zu gehen. Konnten sich dies zu Beginn der Nachkriegszeit vorwiegend nur reichere Frauen leisten, da die gesetzlichen Krankenkassen eine Klinikgeburt nur zahlten, wenn ein Problem vorlag, so wurde etwa 1968 mit der grundsätzlichen Kostenübernahme der Geburt durch die Krankenkasse der Trend zum Allgemeinrecht.

Erst in den 80er-Jahren, in der Zeit der Frauengesundheitsbewegung und der grausamen programmierten Geburt, wollten Frauen wieder mehr gebären können als entbunden werden. In diesen „technischen" Zeiten, wo es schick war, den Geburtstag durch Geburtseinleitung selbst festzulegen (zu programmieren), entstanden die ersten Geburtshäuser, und Hausgeburten wurden wieder in Erwägung gezogen. Mittlerweile liegt die Rate der außerklinischen Geburten liegt bei ca. 4 bis 5 % insgesamt.

Nach Leboyer, der als Arzt die „sanfte Geburt" etablierte, folgte der Trend der Wassergeburtshilfe. Angeregt durch die Geburtshaus- und Hausgeburtshilfe, gestalten immer mehr Kliniken ihre Kreißsäle in wohnliche Gebärzimmer mit bunten Wänden um. Was zum einen natürlich sehr schön und weniger Angst einflößend ist. Zum anderen ist und bleibt aber das Wichtigste die persönliche Betreuung und eine nicht unnötig eingreifende Geburtshilfe. Und gebären mussten die Frauen ihre Kinder immer selbst und müssen und können dies auch heute noch!

Was spricht für eine Haus-, Praxis-, Geburtshaus- oder Klinikgeburt?

Eine gesunde Schwangere kann sich von einer Haus- bis zur Uniklinikgeburt für alles entscheiden. Liegt ein Problem vor, ist die Entscheidungsfreiheit aus medizinischen Gründen eher eingeschränkt. Obgleich Sie grundsätzlich natürlich zu nichts verpflichtet sind.

Frauen, die sich für eine außerklinische Geburt entscheiden, können zwischen einer Hausgeburt, einer Praxisgeburt und einer Geburtshausgeburt wählen. In der Regel haben sie in allen drei Fällen eine nicht-invasive hebammengeleitete Geburtshilfe, die bei auftretenden Komplikationen die Geburt an einen anderen Ort weitergeben muss. Dies ist natürlich auch ein

Schutz vor unnötigen Eingriffen. Außerdem haben Sie die Gewissheit, dass es im Sinne jeder freiberuflichen Hebamme ist, dass die Geburt für Mutter und Kind gut und zur vollen Zufriedenheit ausgeht.

Gelegentlich gibt es auch die Möglichkeit, außerklinische Geburtshilfe mit Arzt in Anspruch zu nehmen. Bei Komplikationen sollte und muss auch hier in eine Klinik verlegt werden, da operative Eingriffe in der Klinik durch die unterschiedlichen Berufsgruppen und die weiter reichenden Möglichkeiten einen angemessenen Rahmen haben. Ein Arzt kann und sollte auch als technischer Geburtshelfer zu Hause nicht mehr eingreifen als eine zweite Hebamme.

Grundsätzlich ist die Notfallausstattung bei den außerklinischen Geburten annähernd identisch. Sowohl der Hausgeburtskoffer als auch die Geburtshaus- oder Praxisausstattung enthalten die notwendigen Hilfsmittel, geburtshilfliche Problemsituationen überbrücken zu können, bis eine Klinik erreicht ist. Dies stellt in der Regel kein Problem dar, was in der deutschen Perinatalstatistik der außerklinischen Geburtshilfe bestätigt wurde.

An all diesen Orten ist die Hebamme oder das Team im Vorfeld bekannt, sodass durch die gemeinsame Schwangerenvorsorge und Kurse ein Vertrauensverhältnis entstehen konnte, wodurch die Hebamme die Möglichkeit hat, bei sich in der Schwangerschaft abzeichnenden Problemen einen anderen Geburtsort empfehlen oder unter der Geburt auf Sie abgestimmt handeln zu können. Es gibt in der Regel keinen Hebammenwechsel unter der Geburt. Bei einer Hausgeburt haben Sie durch Ihre eigenen „vier Wände" die intimste Atmosphäre und sind Hausherrin. Die Hebamme ist Ihr Gast. Sie müssen weder vor noch nach der Geburt den Ort wechseln und kommen mit keinen Fremdkeimen in Kontakt. Einige Frauen, die zwar eine schöne wohnliche Atmosphäre wünschen, sich aber eine Geburt in ihrer Wohnung nicht vorstellen können, ziehen ein Geburtshaus oder eine Praxis vor. Hier haben Sie Hausgeburtsbedingungen, aber einen Ortswechsel vor und nach der Geburt.

Wichtig zu wissen ist, dass Sie an allen diesen Orten keiner Klinikroutine ausgesetzt sind. Ihr Partner oder Ihre Freundin ist stärker beteiligt und zieht sich nicht so schnell wie in den ungewohnten Kreißsälen in die Rolle eines Zuschauers bzw. einer Zuschauerin zurück. Sie können sich frei bewegen, Ihre Gebärposition frei wählen, die ersten Stunden ungestört mit Ihrem Kind verbringen und hören nicht gleichzeitig andere Geburten mit. Es wird seltener ein Dammschnitt gemacht, und es werden keine Wehenmittel verabreicht. Sie bestimmen den Rhythmus. Verlegt in eine Klinik wird nur jede 50. bis 10. Frau. In der Hausgeburtshilfe ist die Verlegungsrate meist niedriger als in den Geburtshäusern. Dies ist über Deutschland verteilt aber ganz unterschiedlich.

Falls Sie sich für einen außerklinischen Geburtsort entscheiden, sollten Sie sich, sobald Sie wissen, dass Sie schwanger sind, bei einer Hausgeburtshebamme oder der gewünschten Einrichtung anmelden. „Ihre" Hebamme wird Sie dann auch nach der Geburt im Wochenbett betreuen.

Welchen außerklinischen Geburtsort Sie vorziehen, können nur Sie selbst entscheiden. Eine außerklinische Geburt ist immer eine Möglichkeit, Eigenverantwortung zu übernehmen. Manchmal haben die werdenden Väter Probleme mit einer solchen Entscheidung. Ihnen ist Technik vertrauter und die Kontrolle und das Verstehen von Abläufen wichtig. Dies alles steht in einem krassen Gegensatz zur Geburt. Ein körperlich-seelischer Vorgang, bei dem Mutter und Kind Unbeschreibliches leisten, ohne dass bis heute alle Abläufe medizinisch erklärbar sind.

Fühlen sie sich eher in einer Klinik sicher oder liegen gesundheitliche Probleme vor, können Sie eine individuelle Betreuung mit vertrauter Beleghebamme in Anspruch nehmen, in eine Standardklinik gehen oder eine große Klinik mit Kinderklinik. Letzteres ist in der Regel bei Frühgeburten oder Erkrankungen der Mutter zu empfehlen. Die geburtshilflichen Ausrichtungen der Kliniken sind unterschiedlich.

Falls Sie keine vertraute Beleghebamme haben, werden Sie von einer angestellten Hebamme empfangen, die Sie dann auch betreuen wird. Ist ihr Dienst zu Ende, werden Sie von einer anderen Hebamme weiter betreut. Auch die Ärzte haben ihre jeweiligen Dienste in der Klinik. Einige Frauen finden solch einen Wechsel schrecklich, anderen ist es egal. Da Sie die Hebamme auf alle Fälle nicht kennen (und sie Sie auch nicht), kann ein im Vorfeld erstellter Zettel mit Ihren Wünschen und eine vorzeitige Anmeldung in Ihrer Klinik sehr nützlich sein, da Ihre Hebamme nicht viel Zeit hat, sich mit Ihnen vertraut zu machen. So können Sie besser miteinander arbeiten. Der Vorteil einer Klinikgeburt liegt darin, dass Sie bei auftretenden Komplikationen nicht verlegt werden müssen. Vor und nach der Geburt müssen Sie den Ort jedoch auch wechseln.

Am sinnvollsten ist es, dies alles vor Ort mit einer Hebamme abzuklären, da auch die Hebammen unterschiedliche Kriterien haben, nach denen sie z. B. einer Haus- oder Beleggeburt zustimmen oder nicht. Sie kann Sie auch über die regionalen Gegebenheiten informieren.

Auch hier sollten Sie mehr auf Ihren Bauch als auf Ihren Verstand hören. Für einen guten Geburtsverlauf ist es sehr wichtig, daß Sie sich sicher und geborgen fühlen.

Was ist eine Beleghebamme?

Eine Beleghebamme ist eine freiberufliche Hebamme, die mit einer oder mehreren Kliniken einen Vertrag abgeschlossen hat, um mit Frauen, die sich bei ihr persönlich zur Geburt angemeldet haben, den Kreißsaal zu nutzen und die Frauen während der Geburt zu betreuen.

Abhängig von dem jeweiligen Vertrag kann die Hebamme Sie während der Geburt betreuen und eine Ärztin nur bei Komplikationen hinzuziehen. Oder sie ruft eine Ärztin routinemäßig bei jeder Geburt. Einige Beleghebammen bieten eine ganzheitliche Rundumbetreuung an und betreuen die Schwangerschaft, Geburt und das Wochenbett, nehmen daher auch nur wenige Frauen an. Andere Hebammen haben den Schwerpunkt in der Geburtsbetreuung und weniger in der Schwangerschaft und nehmen daher mehr Frauen zur Geburt an. Das müssen Sie erfragen.

Auf alle Fälle haben Sie bei diesem Modell die Möglichkeit, sich kontinuierlich von einer Ihnen vertrauten Hebamme während der Geburt betreuen zu lassen.

Kontakt zu der Hebamme sollten Sie aufnehmen, sobald Sie wissen, dass Sie schwanger sind, da Beleghebammen meist sehr früh ausgebucht sind.

Wie komme ich zu meinem Geburtsort?

Am unkompliziertesten natürlich mit dem eigenen Pkw, allerdings nicht als Fahrerin!

Falls Sie kein eigenes Auto haben, können Sie sich natürlich von Freunden oder Verwandten eines für die Fahrt zum Geburtsort leihen oder sich von ihnen vielleicht dorthin transportieren lassen. Dies ist häufig die angenehmste Art des Transports.

Ansonsten können Sie sich ein Taxi bestellen. Sinnvoll ist dann natürlich, entsprechende Telefonnummern im Vorfeld herauszusuchen. Sie können versuchen, die Taxiquittung bei Ihrer Krankenkasse anschließend einzureichen.

Einen Krankentransport, die Feuerwehr oder den so genannten Storchenwagen (nur in Berlin und Hamburg, unter der Feuerwehr-Nummer 112) können Sie natürlich bei Unsicherheiten oder wenn Sie allein sind auch anrufen.

Wie sehen die Vorbereitungen für eine außerklinische Geburt aus?

Eigentlich ist es weniger Aufwand als erwartet. Wichtig sind z. B. nur fließendes Wasser, evtl. eine Heizquelle und ein Telefon. Der Geburtsraum sollte vorab gesaugt oder gewischt werden. Alles andere ist schön und erleichternd, aber nicht zwingend notwendig.

Die Vorbereitungen im Einzelnen variieren von Hebamme zu Hebamme. Die hier aufgeführten Anregungen sollen lediglich einen Eindruck vermitteln.

→ Vier Wochen vor der Geburt

- Beschichtetes Moltontuch unter das Laken geben, falls die Geburt nachts mit Blasensprung beginnt
- Eine Wärmflasche mit Wasser füllen und einfrieren, falls es nach der Geburt Plazentaablösungsprobleme oder Blutungen gibt (bitte einhüllen, da sie sonst festfriert)
- Tiefkühlerbsen einfrieren, um eine evtl. Dammverletzung zum Nähen zusätzlich betäuben zu können.
- Telefonnummern der Hebamme und von fünf Krankentransporten (für den Fall einer Verlegung) bereithalten
- Kinderbetreuung und Privat-Pkw organisieren
- Kliniktasche packen

Zurechtlegen:
- 2 Malerfolien
- 2 Laken und frische Bettwäsche
- 10 Handtücher für das Neugeborene
- kleine Plastikschüssel und 2 Waschlappen für den Dammschutz
- ca. 100 Vlieswindeln oder Endloswindeln für Sie selbst zum Auffangen von Fruchtwasser und Wochenfluss
- Blauer Müllsack und Plazentagefäß
- Klemmlampe für eine evtl. Naht
- 1 Schüssel mit ca. 50 cm Durchmesser, falls das Kind nach der Geburt etwas gestresst ist und ein Entspannungsbad braucht
- Uhr/Wecker mit Sekundenzeiger
- Babysachen

→ Geburtsbeginn

- Die Hebamme (und evtl. Kinderbetreuung) informieren
- Bett beziehen (Laken-Malerfolie-Laken)
- Boden vor dem Bett für eine Geburt auf dem Hocker, im Stehen oder Knien schützen durch Ausbreiten von ca. 1 m x 1,5 m Folie, darüber ein Laken
- Babysachen und 2 Handtücher mit kochend heißer Wärmflasche anwärmen und zudecken
- Olivenöl auf ein paar Vlieswindeln geben und einfrieren, um sie nach der Geburt vor den Damm legen zu können (leicht kühlend, Wundheilung fördernd)
- Sehr starken Kaffee aufbrühen und in eine Thermoskanne geben (kann zum Dammwärmen verwendet werden, wenn das Köpfchen geboren wird)
- Sekt zum Anstoßen kühl stellen

Die Aufräumarbeiten dauern ca. zwei bis fünf Minuten. Es bleibt ein blauer Müllsack zum Entsorgen und eine Maschine Wäsche übrig und natürlich eine glückliche Familie! Eigentlich sehr unkompliziert!

Was gehört in die Kliniktasche?

Sinnvoll ist es, die Kliniktasche ab der 32./34. SSW gepackt zu haben, auch wenn Sie eine Hausgeburt planen. Falls es eher losgeht, als es eigentlich sollte, oder bei einer Hausgeburt eine Verlegung nötig wird, erspart es viel Stress, die wichtigsten Sachen im Vorfeld schon zusammengepackt zu haben.

→ **Für das Baby:**
- 1 Plastikwindel oder 1 Stoffwindel + Schafswollhose
- 1 Unterhemd + eine kleine Unterhose oder 1 Body
- 1 Jäckchen
- 1 Strampler
- 1 Mütze
- 1 Paar Söckchen
- 1 kleine Jacke
- 1 Spucktuch
- 1 kleine Wolldecke
- 1 Wärmflasche
- Tragesitz für das Auto und Kissen bereitstellen

→ **Für Sie:**
- Mutterpass
- Versicherungskarte
- Ihre Geburtsurkunde oder Heiratsurkunde
- eine Liste mit Ihren Wünschen zur Geburt
- 1 oder 2 bequeme, längere T-Shirts oder Hemden (kurze Ärmel empfehlenswert)
- warme Socken
- Körperpflegeartikel
- evtl. Haargummi
- bei Bedarf: Föhn
- ein kleiner Spiegel (um sehen zu können, wie das Köpfchen geboren wird)
- ein kleiner, verschließbarer Plastikbehälter (falls Sie die Plazenta mitnehmen wollen)
- Traubenzucker, Kekse, Schokolade und Cola (zum evtl. Kreislauf-Anregen und für Ihren Blutzucker und den Ihrer Begleitung)
- Musikkassetten oder CDs
- bei Bedarf: Massageöle

- alles, was Ihnen zum Wohlfühlen noch wichtig ist (z. B. eine Kerze)
- Telefonnummer Ihrer Hebamme, evtl. von Verwandten oder Freunden
- Telefonkarte oder Kleingeld (Handy-Verbot in der Klinik beachten)
- Fotoapparat

Da auch in Kliniken Diebstähle vorkommen, sollten Sie keine Wertgegenstände mitnehmen!

Für einen stationären Aufenthalt ist es sinnvoll, auch Hausschuhe, einen Bademantel, einen Still-BH und zwei Nachthemden mitzunehmen. Weiteres kann bei Bedarf noch nachgebracht werden.

Was sollte noch alles organisiert sein?

Falls Sie schon Kinder haben, ist es wichtig, eine Kinderbetreuung zu organisieren, die zeitlich flexibel einsetzbar ist, da der Geburtsbeginn ja nicht abzusehen ist. Ideal ist es, wenn eine vertraute Person herbeikommt. Ein paar Ausweichadressen zu haben, falls die ausgewählte Person dann doch nicht kann, ist ebenfalls sehr sinnvoll.

Um das Neugeborene nach Hause transportieren zu können, benötigen Sie einen Auto-Tragesitz. Am besten probieren Sie im Vorfeld schon einmal aus, wie Sie den Sicherheitsgurt einstellen müssen, und deponieren den Sitz schon im Auto, um bei Geburtsbeginn nicht auch noch daran denken zu müssen. Es ist immer unnötiger Stress, wenn erst im Geburtshaus oder Kreißsaal der Tragesitz erkundet wird oder der Sitz gar vergessen wurde und der frisch gebackene Vater extra noch einmal nach Hause fahren muss. Aus Sicherheitsgründen muss das Kind in diesem Sitz oder in speziellen TÜV-geprüften Trageschalen transportiert werden. Bei einem Unfall würde es sonst schutzlos der Mutter aus den Armen oder aus dem Kinderwagenaufsatz fallen.

Um den spitzen Sitzwinkel abzuflachen, können Sie ein zusammengerolltes Handtuch hineinlegen, sodass das Kind mehr in die liegende Position kommt. Leider ist noch kein Tragesitz wirklich neugeborenengerecht. Deshalb fallen die Kinder bisher in allen Sitzen ein wenig zusammen.

Wie können meine Begleiter mich bei der Geburt unterstützen?

Gemeinsame Geburtsvorbereitung oder Körperarbeit sind ebenso wie Gespräche darüber, was Ihnen für die Geburt wichtig ist und was Sie von Ihren Begleitern erwarten, sehr hilfreich. Aber auch die Wünsche, Ängste und Erwartungen Ihrer Begleiter sollten besprochen werden. Dies kann Missverständnissen vorbeugen helfen und sorgt für eine entspanntere Geburtsatmosphäre. So kann Ihr Partner oder Ihre Begleitperson Sie in Ihrem Gebärraum schützen. D. h., er kann durch körperliche Zuwendung,

Streicheleinheiten oder Küsse Ihre Oxytocinausschüttung anregen und Ihnen die emotionale Sicherheit vermitteln, die Sie brauchen, um loslassen zu können. Er kann dafür sorgen, dass nicht ständig jemand in den Kreißsaal kommt, es ruhig ist und niemand Sie übergeht. Wichtig ist, dass er immer dicht bei Ihnen ist und Körperkontakt hält, besonders wenn die Geburt bereits fortgeschritten ist, und er sich nie rausschicken lässt. Hierzu braucht er keine medizinische Ausbildung! Es ist Ihr gemeinsames Kind, und die Geburt ist genau wie die Zeugung ein intimer Akt, der durch dieselben Faktoren gestört wird. Stellen Sie sich einmal vor, Sie lieben sich, und plötzlich poltert jemand ins Zimmer, macht grelles Licht an und redet auf Sie ein! Da geht es bei beiden vermutlich nicht mehr weiter. Seien Sie einfach ein Paar, und lassen Sie die Geburt Ihres Kindes nicht durch die Klinikroutine versachlichen! Dann funktioniert sie nicht so gut. Viele Männer sind unnötigerweise unsicher. Sie sollten sich auf ihre Frau konzentrieren, deren Körper und Wünsche sie mit Sicherheit am besten kennen. Einigen Frauen reicht manchmal schon seine Nähe. Diese Wahrung der Intimität macht auch dem Klinikteam klar, dass Geburt etwas Sexuelles ist. Vielleicht freuen sie sich ja auch darüber, wenn Sie dies so deutlich machen. Für Männer, deren Frauen eine Hausgeburt wünschen, ist dies meist überhaupt kein Problem, da sie in ihrem eigenen Revier sind. Sie bereiten in der Regel den Geburtsraum vor, wenn es losgeht. Wollen Sie Ihr Kind außerhalb Ihrer Wohnung auf die Welt bringen, können Sie ebenso wie bei einer Haus- oder Geburtshausgeburt so viele Begleitpersonen mitnehmen, wie Sie möchten. Zwei bis drei Personen dabei zu haben, kann auch für die Begleitpersonen ganz entlastend sein. Gehen Sie nach Ihrem Gefühl. Wer Sie stört, den schicken Sie einfach raus und sagen Sie, von wem Sie wie viel Nähe möchten. Diese wichtige Flexibilität sollte im Vorfeld besprochen werden. Auch können Sie besprechen, dass Ihr Partner immer auch nur Ihren Blickwinkel haben sollte. So bleibt es etwas Gemeinsames, und er sieht z.B. während der Geburt des Köpfchens die Babyhärchen nicht vor Ihnen!

Was kann während der Wehen Erleichterung verschaffen?

Mit Sicherheit ein Ort, an dem Sie sich beim Gebären nicht gestört fühlen und wo Sie sich frei bewegen können. Häufiger Positionswechsel und die Möglichkeit eines Entspannungsbades sind meist sehr hilfreich. Zuwendung und Massagen können ebenso helfen wie richtig laut zu atmen, stöhnen oder brüllen wie eine Löwin. Geburtsarbeit ist Leistungssport, und kein Gewichtheber stemmt tonlos seine Gewichte, er gibt natürlich einen Kraftschrei von sich, und das sollte auch eine Gebärende, ermuntert von Ihren Begleitpersonen, tun können. Körperarbeit aus einer guten Geburtsvorbereitung oder Sport können ebenfalls ein gutes „Arbeitspotenzial" für die Geburt sein.

Angst zu haben vor der Geburt und vor den Schmerzen ist ganz normal. Angst macht uns aufmerksam und wir passen gut auf uns auf. Deshalb suchen Sie sich den Ort, wo Sie gut „arbeiten" können und sich geschützt fühlen. Denken Sie daran, dass der Wehenschmerz ein Werdeschmerz ist, durch den Ihr Kind auf diese Welt kommt, und Ihr Körper während der Geburt schmerzhemmende Stoffe (ähnlich wie Schmerzmittel) produziert, die den Umgang mit diesem Werdeschmerz erleichtern. Deshalb können Sie sich dies im Vorfeld auch schwer vorstellen. Seien Sie gewiss, Ihr Körper kann gebären! Lernen Sie ihm zu vertrauen! Es lohnt sich!

Naturkundliche oder medizinische Maßnahmen sind nur selten nötig!

Einige Hebammen vergleichen eine Geburt mit einer Bergtour. Der Berg ist der Geburtsort, den Sie sich aussuchen. Die Tour ist die Geburt. Das Seil ist Ihr Partner, der Proviant die Vorbereitung auf die Geburt und Ihr Körpergefühl. Die Bergführerin ist die Hebamme und die Bergwacht das geburtshilfliche Team. Gehen können diese Tour nur Sie selbst. Das Seil gibt Ihnen Halt, ohne Ihr Tempo zu beeinflussen. Die Hebamme kennt den Weg und geleitet Sie sicher auf den Gipfel. Die Bergwacht wird nur bei Schwierigkeiten benötigt. Niemand würde auf die Idee kommen, die Bergwacht zu jeder Bergtour mitzunehmen. Dies wäre ein viel zu teurer, nicht angemessener Einsatz, da sie ja selten gebraucht wird. Und ohne ein Seil würden Sie sich nicht so sicher fühlen. Wenn Sie aus eigener Kraft oben angekommen sind, unabhängig vom Tempo oder gelegentlichen Schwierigkeiten, sind Sie zwar erschöpft, aber stolz und glücklich. Einige Frauen nehmen lieber die Bergbahn, d. h. eine PDA oder einen Kaiserschnitt. Diese Bergbahn kann natürlich erreichen, dass auch Frauen den Gipfel erreichen, für die es sonst nicht möglich gewesen wäre. Und dies ist gut. Enttäuschung kommt meist nur dann auf, wenn Sie im Nachhinein denken: „Eigentlich hätte ich es auch selbst schaffen können." Frauen spüren, ob die Bergbahn nötig war oder nicht.

Kann ich vorher sagen, ob ich Medikamente oder Eingriffe unter der Geburt ablehne oder wünsche?

Es ist schon sinnvoll, wenn Sie sich Gedanken machen, was Ihnen wichtig ist und was Sie nicht möchten wie z. B. einen Dammschnitt, einen venösen Zugang, Betäubungsmittel oder Augentropfen für das Neugeborene. Schreiben Sie eine Liste mit Ihren Wünschen, wo Sie klar machen, dass Sie z. B. möchten, dass die Nabelschnur auspulsiert und Sie die ersten ein bis zwei Stunden mit Ihrem Kind ungestört verbringen können.

In einigen Kliniken erhalten die Frauen bereits bei der Anmeldung zur Geburt diverse Aufklärungsbögen zu PDA, Dammschnitt oder Kaiserschnitt. Diese müssen Sie nicht unterschreiben. Falls die Klinik hier sehr rigide ist, könnten Sie mit „zur Kenntnis genommen" testieren, aber ohne Einwilligung. So wird daraus kein „Freifahrtschein".

Grundsätzlich sollte ein Einverständnis in einen Eingriff unter der Geburt erst in der Situation erfolgen. Juristisch betrachtet darf ohne Ihre Zustimmung nichts unternommen werden. Selbst bei Gefahr für das Kind dürfte gegen Ihren Willen kein Kaiserschnitt gemacht werden. Das Bundesverfassungsgericht hat betont, dass niemand nach Maßstäben Dritter vernünftig zu sein hat. Jeder Eingriff ohne Ihre schriftliche oder auch mündliche Zustimmung stellt eine Körperverletzung dar.

Da jede Geburt ihre eigene Dynamik hat, kann im Vorfeld wenig eingeschätzt werden, aber Sie können und müssen auf die Signale Ihres Körpers unter der Geburt „hören" und ihm vertrauen. So können Sie gebären und müssen sich nicht entbinden lassen. Gestalten Sie sich Ihre Geburt so, wie Sie möchten! Dies kann auch beinhalten, dass Sie während der Geburt vielleicht etwas anderes möchten, als Sie vorher dachten. Lassen Sie sich darauf ein!

Welche Gebärpositionen gibt es? Kann ich sie üben?

Die Rückenlage bzw. das Halbsitzen im Bett sind moderne Errungenschaften, die sich mittlerweile als geburtshinderlich herausgestellt haben (neben dem Kopfstand). Die meisten Frauen, die durch ihre Hebamme ermuntert werden, sich zu bewegen, gebären in einer so genannten vertikalen Gebärhaltung, z.B. knieend bzw. im Vierfüßler. Andere wiederum ziehen eine hockende Position mit oder ohne Hockerhilfe oder eine stehende Position, z.B. an einem Seil hängend, vor. Die wenigsten Frauen legen sich auf die Seite, einige bleiben in der Badewanne. So gut wie keine legt sich bei zugewandter und liebevoller Hebammenbetreuung auf den Rücken! Wichtig bei allen Positionen ist, dass Ihr Schultergürtel fixiert ist. D.h., Sie halten sich an einem Seil, einer Sprossenwand oder Ihrem Partner fest oder stützen sich vornübergebeugt auf ein Möbel, Fensterbrett oder Ihre Oberschenkel.

Wichtig ist hierbei, dass Sie sich nirgends hochziehen, sondern nach unten ziehen, „niederkommen". Hierdurch wird das Becken lockerer, weiter, und das Köpfchen kann sich optimal hineindrehen. Tiefes Schreien unterstützt dies noch und macht ein aktives Pressen überflüssig! Sowohl für die Mutter als auch für das Kind sind, wissenschaftlich erwiesen, vertikale Gebärhaltungen von Vorteil: Es gibt u.a. weniger Dammverletzungen, Beckenbodenschäden und lange Austreibungsphasen. Das Kind hat eine bessere Sauerstoffversorgung, da Sie nicht auf dem Rücken liegen und die schwere Gebärmutter Ihre Blutgefäße abdrückt. Sie können besser atmen und das Köpfchen leichter herausschieben. Und Sie haben alles im Blick und befinden sich nicht in einer Ohnmachtshaltung! Sinnvoll ist es, die unterschiedlichen Positionen im Kurs und zu Hause zu üben, da sie Ihnen dann vertrauter sind und Sie besser damit umgehen können. Fragen Sie auch hier einfach nach, wie viel Raum dieses Thema einnimmt.

Muss eine Wassergeburt besonders geplant werden?

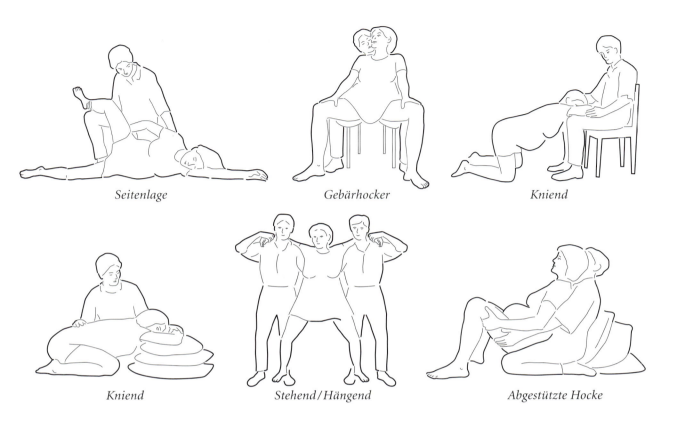

Seitenlage — Gebärhocker — Kniend

Kniend — Stehend/Hängend — Abgestützte Hocke

Muss eine Wassergeburt besonders geplant werden?

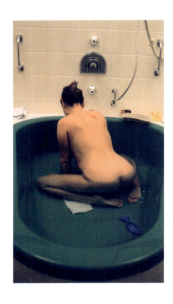

Wenn Sie mit dem Gedanken an eine Wassergeburt spielen und in eine Klinik oder ein Geburtshaus gehen, sollten Sie sich erkundigen, ob es dort eine Gebärwanne gibt und alle Hebammen auch Wassergeburten betreuen und wie viele Kinder letzendlich im Wasser geboren werden. So manche Gebärwanne ist nämlich nur eine Zier!

Bei einer Hausgeburt können Sie Ihr Kind in der normalen Wanne gebären oder, falls Sie keine haben oder sie zu klein ist, sich eine Gebärwanne ausleihen (was mancherorts über die Hausgeburtshebamme organisiert werden kann). Oder Sie kaufen sich ein Kinderplanschbecken. Wichtig hierbei ist, dass der Rand ca. 60 cm hoch ist und die Luftreifen entweder auch horizontal verlaufen (schwappt sonst leicht über) oder aber gestützt werden. Ansonsten brauchen Sie nur noch einen Gartenschlauch und müssten sich eine Pumpe ausleihen. Ideal ist es, ein Becken so aufzustellen, dass es an zwei Seiten noch gestützt ist, z.B. durch Zimmerwände oder ein Ecksofa. Vorher sollten Sie die Wanne oder das Becken mit Essig oder Desinfektionslösung säubern und es auf mehrere Decken stellen, damit der Boden nicht so hart ist.

Ein möglicher Geburtsort außerhalb des Beckens sollte trotzdem vorbereitet werden.

Was kann ich tun, wenn der errechnete Geburtstermin vorbei ist?

*Ein jegliches hat seine Zeit,
und alles Vorhaben unter dem Himmel hat seine Stunde.*
ALTES TESTAMENT, BUCH KOHELET 3,1

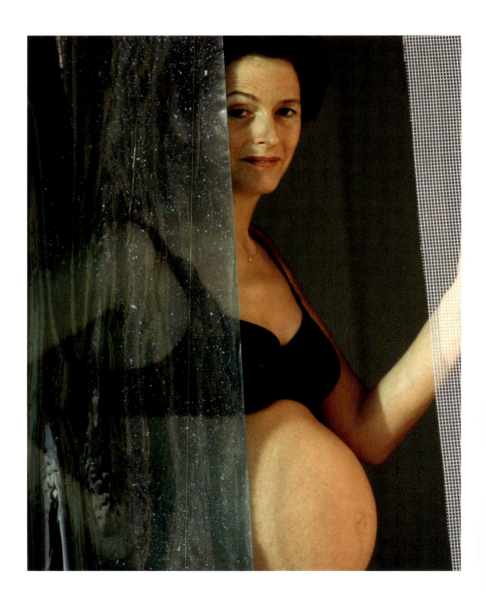

Wie lange kann ich nach dem errechneten Geburtstermin abwarten?

Grundsätzlich ist es wichtig, noch einmal zu schauen, ob der Termin überhaupt stimmt (s. S. 70). Bei annähernd regelmäßiger Periode können Sie ihn gemeinsam mit Ihrer Hebamme oder Ärztin noch einmal ausrechnen. Somit können Sie vermeiden, dass die Geburt unnötigerweise eingeleitet wird. Sie können davon ausgehen, dass Ihr Kind drei Wochen vor bis zwei Wochen nach dem ET – und das heißt: zur rechten Zeit – geboren wird.

Von einer Übertragung spricht man erst zwei Wochen nach dem ET. Definitiv kann sie erst an Ihrem Kind durch die so genannten Übertragungszeichen nach der Geburt festgestellt werden: lange Fingernägel, fehlende Käseschmiere und pellende Haut mit „Waschfrauenhänden".

In der Regel wird bei sicherem Termin zwischen 12 bis 14 Tage nach dem ET eine Einleitung empfohlen. Es wird davon ausgegangen, dass die Plazenta aufgrund ihres Alters bei zu langem Abwarten keine Reserven mehr für die Geburt hat und somit Stresssituationen für das Kind entstehen könnten. Ein langsames Wehenfördern ab dem ET mit sanften Methoden kann so manche spätere medikamentöse Einleitung verhindern – wie Sie das machen können, steht auf S. 151–152.

Welche Untersuchungen sind nun sinnvoll?

→ Kindsbewegungen

Das wichtigste Kriterium sind die Kindsbewegungen. Sie sollten, auch wenn sie meist vor der Geburt weniger werden, ab und an kräftig sein. Fehlen sie ganz oder bewegt sich das Kind nur in Zeitlupentempo, was kurz vor der Geburt auch ganz normal sein kann, sollte dies aber durch Herztonkontrolle abgeklärt werden, ob nicht doch eine Stresssituation vorliegt (s. S. 59). In solch einem Fall wäre ein CTG sinnvoll.

→ CTG

Zur Abklärung der Situation oder wenn Sie den Termin um zehn bis vierzehn Tage überschritten haben, wird eine CTG-Kontrolle empfohlen. Sie ist nur ein Zusatzkriterium bei Verdacht auf beginnende Übertragung.

Die CTG-Kontrolle kann mit körperlicher Belastung der Mutter kombiniert werden, d. h. für Sie z. B. 10 bis 20 Kniebeugen. Ihre Anstrengung kann die Aussagekraft evtl. etwas verbessern. In vielen Praxen wird meist ohne Grund wesentlich eher CTG geschrieben, obgleich es nach ärztlichen Mutterschaftsrichtlinien erst bei Übertragung (42/0) empfohlen wird. Gerade ein CTG nach dem Termin sollte im Sitzen oder Stehen geschrieben werden, d. h. in der Position, in der die Plazenta vorwiegend arbeiten muss. Im Liegen ist die Plazentadurchblutung besser und somit das Ergebnis positiv beeinflusst.

→ Ultraschall

Bei beginnender Übertragung kann, gerade wenn noch weiter abgewartet werden soll, am 12. oder 14. Tag nach ET eine Ultraschalluntersuchung durchgeführt werden, um die Plazentagefäße zu untersuchen. Ergibt diese Doppleruntersuchung keine Auffälligkeiten, könnte auch länger gewartet werden. Allerdings wird dann immer von Tag zu Tag neu entschieden, ob weiter abgewartet werden soll. Irgendwann sind die Plazentareserven einfach aufgebraucht.

Leider wird immer noch viel zu häufig eine Geburt eingeleitet, weil die Fruchtwassermenge abnimmt, obwohl dieses Vorgehen nicht durch kontrollierte Studien bestätigt wird. Wichtig ist hier auch wieder Ihr gutes Gefühl. Achten Sie auf die Signale Ihres Körpers.

→ Amnioskopie

Hierbei wird ein Metallröhrchen durch die Scheide in den geöffneten Muttermund geschoben, um die Farbe des Fruchtwassers betrachten zu können. In Stresssituationen kann das Kind seinen ersten Stuhl, das Mekonium, ins Fruchtwasser absetzen. Das Fruchtwasser verfärbt sich dann grün.

Diese Methode gilt als veraltet. Zum einen kann nur die Farbe beurteilt werden, die das Fruchtwasser vor dem Köpfchen hat. Der Kopf dichtet meist so gut ab, dass kein Austausch mehr stattfinden kann. Das Fruchtwasser hinter dem Köpfchen kann also längst wieder klar sein. Außerdem geht bei einer Amnioskopie manchmal leider die Fruchtblase kaputt, wodurch wieder andere Eingriffe nötig werden, um die Geburt voranzutreiben. Und ein Blasensprung ist immer eine Infektionsgefahr. Meist ist sie auch ziemlich schmerzhaft. Auf die Amnioskopie kann daher so gut wie immer verzichtet werden.

→ Bestimmung der Plazentahormone aus dem Blut

Auch dieses Verfahren ist abolut veraltet.

Ihr Gefühl, das kindliche Befinden betreffend, ist eigentlich das Wichtigste. Schwangere haben hierfür meist einen sechsten Sinn. Sie sollten sich von den Untersuchungergebnissen, welcher Art auch immer, nicht davon abbringen lassen und Ihre Meinung auch äußern. Die eigene Ungeduld sollte hierbei nicht ausschlaggebend sein.

Außerdem können Sie jede Untersuchung in Anspruch nehmen, die Ihnen Sicherheit gibt. Da das geburtshilfliche Personal häufig Angst vor juristischen Konsequenzen hat, ist es natürlich wichtig, dass Sie Ihre Verantwortung selbst übernehmen.

Wie kann ich selbst Geburtswehen auslösen?
Der errechnete Termin (ET) ist da – und nichts rührt sich?

Sie können bis zu einer Kanne Eisenkrauttee (Verbena officinalis) am Tag trinken. Allerdings sollte dieser nicht mit dem gut schmeckenden Zitronenverbenatee verwechselt werden. Yogi- oder Ingwer-Tee kann zusätzlich oder alternativ getrunken werden.

Sex regt durch die Hormonproduktion und Durchblutung die Wehentätigkeit an. Außerdem enthält Sperma Prostaglandine, die ebenfalls Wehen anregen und den Muttermund erweichen.

Die ätherischen Öle Eisenkraut 100 %, Muskatellersalbei und Zimt sind in der Duftlampe, einem Öl oder Bad ebenfalls eine unterstützende Maßnahme. Das Ut-Öl von Stadelmann kann ebenfalls verwendet werden.

Ein warmes Bad hat grundsätzlich sehr wehenanregende Wirkung.

Ziehen Sie von Ihrem Knöchel bis zur Ferse auf der Fußinnenseite eine Diagonale. Etwa in der Mitte befindet sich der Gebärmutterpunkt. Wenn Sie ihn kräftig massieren oder drücken, ist es sehr schmerzhaft. Dieser Punkt wird in der Fußreflexzonenmassage zur Wehenanregung empfohlen. Überstimulieren können Sie ihn nicht.

Akupunktmassage, Akupunktur oder Homöopathie sollte nur individuell auf Sie abgestimmt mit Ihrer Betreuerin angewandt werden.

Rizinusöl wird gern zur Einleitung verwendet. Es darf aber nicht zu früh angewandt werden. Eine schwedische Studie hat ergeben, dass Frauen, die ihre Geburt mit Rizinus einleiten, im Gegensatz zu Frauen, bei denen ein Prostaglandingel (PG) zur Anwendung kam, weniger Schmerzmittel und zusätzliche Wehentröpfe benötigten. Außerdem setzten die Geburtswehen durchschnittlich 15 Stunden früher ein als nach den PG-Einleitungen.

Wichtig ist bei der Einnahme von Rizinus, nicht nach dem Motto „Viel hilft viel" zu verfahren. Eine Überdosierung kann extrem heftige Darmkrämpfe und eine Überstimulierung der Gebärmuttermuskulatur auslösen.

Sie können Rizinusöl auch in Kapselform erhalten. Insgesamt sollten über ca. drei Stunden verteilt nicht mehr als insgesamt drei bis vier Esslöffel Rizinus verwendet werden. Sie können sich das Mittel in unterschiedlichen Cocktails verabreichen – wichtig ist nur, dass Sie dem Rizinus-Cocktail ein gutes Frühstück vorangehen lassen. Weil Rizinus eine sehr effektive Geburtseinleitung ist, sollten Sie Ihr Vorgehen mit Ihrer Hebamme absprechen und auf die Kindsbewegungen achten.

Den ersten Versuch können Sie acht oder neun Tage nach dem ET starten. Wenn das Kind partout noch nicht kommen möchte, wird er nicht anschlagen. Ein oder zwei Tage später machen Sie einen zweiten Versuch. In der Regel klappt es bei gut 90–95 % der Frauen.

Die zeitliche Abfolge wäre: Nach dem Frühstück die erste Portion (von allen Zutaten einer Variante je zwei Esslöffel), eine halbe Stunde später die zweite Portion (von allen Zutaten einer Variante je ein Esslöffel), eine Stunde später die dritte (von allen Zutaten einer Variante je ein Esslöffel), und beim zweiten Anlauf eine weiter Stunde später die vierte Portion (von allen Zutaten einer Variante je ein Esslöffel).

Die Cocktail-Varianten:
Portionen

1. Variante	Rizinusöl + Wodka und O-Saft
2. Variante	Rizinusöl + Mandelmus (statt Wodka und O-Saft)
3. Variante	Rizinusöl + Aprikosensaft (statt Wodka, O-Saft oder Mandelmus)

Der Alkohol in der Variante 1 hat zusätzlich noch eine gut entkrampfende Wirkung. Er ist meiner Erfahrung nach der effektivste Rizinus-Cocktail. Für Frauen, die keinen Alkohol mögen, gibt es noch die anderen Varianten – allerdings ist die Mandelmusvariante sehr fettig. Manche Frauen braten sich auch Eier in Rizinusöl.

Innerhalb von vier bis sechs Stunden schlägt die Rizinus-Methode meistens an. Dabei kommt es keineswegs immer zu Durchfall. Aber die Schwangeren spüren beginnende echte Wehen.

Wie wird eine Geburt künstlich eingeleitet?

Wenn die Geburt eingeleitet werden soll, können Sie selbst entscheiden, ob Sie zuerst einen Versuch mit einem Wehentropf machen wollen und bei ausbleibender Wehentätigkeit einen Tag später eine PG-Einleitung in Anspruch nehmen. Manchmal wird nach ein paar Stunden Wehentropf ein Reiz gesetzt, und die Frauen entwickeln in der Nacht eigene Wehen.

→ Prostaglandine (PG)

Körpereigene, natürliche Prostaglandine werden von der Frau selbst gegen Ende der Schwangerschaft gebildet und sind auch in Sperma enthalten. Sie stimulieren die Gebärmuttermuskulatur und fördern das Weichwerden des Gebärmutterhalses während der Schwangerschaftswehen (s. S. 155).

Um die Geburt einzuleiten, werden Prostaglandine meist als Gel, gelegentlich auch in Tablettenform durch die Scheide an oder in den Muttermund gelegt. Komplikationen sind: Blutdruckabfall bei der Mutter, zu heftige Wehentätigkeit und Verschlechterung der kindlichen Herztöne. Leider kann die Wirkung nicht mehr aufgehoben werden, wenn das Mittel erst einmal verabreicht wurde. Seit neuestem werden sie mancherorts oral verabreicht.

→ Oxytocin

Auch Oxytocin wird von der Frau selbst und als Vorstufe am Ende der Schwangerschaft auch vom Kind gebildet. Es wird beim Küssen, beim Sex und bei Brustwarzenstimulation vermehrt ausgeschüttet.

Um die Geburt einzuleiten, wird Oxytocin als Infusion über die Blutbahn verabreicht. Es löst Gebärmutterkontraktionen aus. Auch hier kann es durch die künstliche Zugabe zu Komplikationen kommen: allzu heftige Wehentätigkeit und auffällige kindliche Herztöne. Allerdings kann die Verabreichung, da sie als Infusion verabreicht wird, langsam nach Bedarf gesteigert und auch wieder abgestellt werden. Dadurch ist der Wehentropf besser zu kontrollieren als eine Prostaglandingabe. Aber vielleicht nutzen Sie ja auch lieber die anderen Oxytocin-Stimulationsmöglichkeiten. Viel Spaß!

→ Amniotomie

Die Methode, die Geburt durch eine künstliche Eröffnung der Fruchtblase einzuleiten, ist absolut veraltet und sollte auf keinen Fall zur Anwendung kommen.

Es gibt keinen Grund, diese wunderbare Schutzhülle vorab zu zerstören. Die intakte Fruchtblase schützt Ihr Kind vor Infektionen. Mit dem Wasserpolster vor seinem Köpfchen kann es besser in das Becken rutschen, und der Druck auf den Muttermund und die Beckenknochen wird von Ihnen als nicht so schmerzhaft empfunden. Die Fruchtblase sollte immer allein springen, was meistens mit den beginnenden Presswehen (s. S. 157) passiert. Es hat in der Regel seinen Sinn, wenn sie nicht früher springt.

Dieser Eingriff darf auch während der Geburt nur mit Ihrer Zustimmung durchgeführt werden.

So kündigt sich die Geburt an

Man sieht nur mit dem Herzen gut.
Das Wesentliche ist für die Augen unsichtbar.
ANTOINE DE SAINT-EXUPÉRY

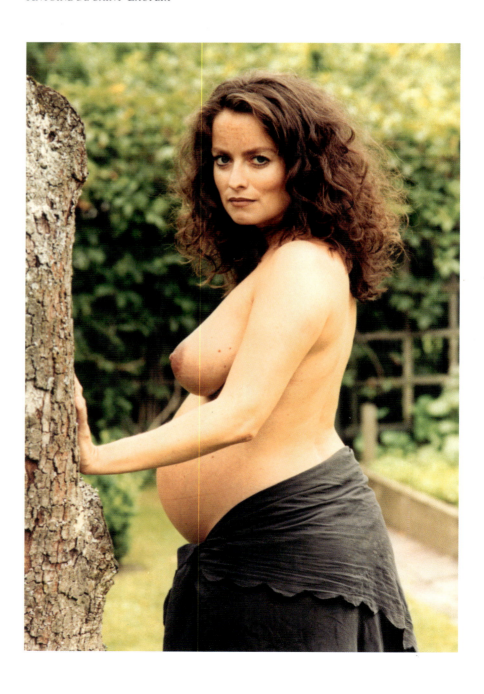

Schwangerschaftswehen, Senkwehen oder Geburtswehen – wie unterscheide ich sie?

Schwangerschaftswehen sind in der Regel nicht schmerzhaft, kommen unregelmäßig, und die Schwangere kann ohne Probleme ihren Alltag gestalten. Sie treten meist ab der 20. SSW auf und sind wichtig für den Muskelaufbau der Gebärmutter. Am Ende der Schwangerschaft bewirken sie die Aufweichung und Verkürzung des Gebärmutterhalses und eine Öffnung des Muttermundes. Der Muskeltonus hilft dem Kind auch, eine gute Position zu finden.

Senkwehen treten meist vier Wochen vor dem Termin auf, in regelmäßigen oder unregelmäßigen Abständen. Manche Frauen empfinden sie als schmerzhaft. Senkwehen bereiten die Gebärmutter weiter auf die Geburt vor und schieben das Köpfchen des Kindes (oder seinen Po) ins Becken. Nach den Senkwehen drückt das Köpfchen stärker auf die Blase der Mutter, und das Atmen fällt ihr wieder leichter, weil im Bauch mehr Platz ist. Bei Mehrgebärenden rutscht das Köpfchen vor der Geburt manchmal nicht ins Becken; das ist ganz normal.

Geburtswehen halten gut eine Minute an, kommen in regelmäßigen Abständen alle zwei bis sieben Minuten, und die Gebärende muss sich auf sie konzentrieren, d. h. sie kann nebenbei nicht mehr Blumen gießen, reden oder lesen. Tiefes Ein- und Ausatmen im eigenen Rhythmus mit weichen entspannten Lippen ist hilfreich, damit auch die Muttermundlippen weich sind.

Wenn Sie sich nicht sicher sind, ob Sie noch Übungswehen oder schon echte Geburtswehen haben, können Sie ein 20- bis 30-minütiges Bad nehmen und dabei ein halbes oder ganzes Glas Rotwein trinken. In der Regel werden die Wehen zunächst seltener. Wenn Sie die Wanne verlassen, werden sie allerdings meist wesentlich intensiver, und das heißt: Es geht los!

Wenn dagegen die Wehen nach dem Baden schwächer werden oder weg sind, waren es keine Geburtswehen.

Was ist der Schleimpfropf?

Bei einigen Frauen geht ein paar Tage vor der Geburt der so genannte Schleimpfropf ab. Er verschließt den Muttermund, ist zäh und glasig und enthält geringfügige Blutbeimengungen, weil kleine Gefäße am Muttermund unbemerkt eingerissen sind. Manchmal löst der Schleimpfropf sich erst unter der Geburt. Ohne Blutbeimengungen ist es meist nur vermehrtes Sekret, was abgeht.

Welche Anzeichen gibt es noch?

Einige Frauen entwickeln eine gewisse Unruhe, bevor es losgeht. Der Nestbautrieb wird ausgelebt, es wird geputzt und alles, was noch anstand, erledigt. Manchmal gibt es auch noch einen heftigen Krach zu Hause. Es kann Appetitlosigkeit auftreten und Durchfall.

Einige Frauen spüren ein starkes Ziehen im Kreuzbein und einen Druck nach unten. Die Kindsbewegungen werden weniger, als ob das Kind sich auf die Geburt mental vorbereiten würde. Manchmal tobt es aber auch vermehrt, um sich weiter ins Becken reinschrauben zu können (s. S. 59).

Vielleicht kommt es bei Ihnen zur so genannten Zeichnungsblutung. Dabei geht schon zu Anfang der Wehentätigkeit durch die Muttermundseröffnung stetig blutiger Schleim ab. Das kann zwar wieder aufhören, ist aber meist der Beginn der Geburt.

Einige Frauen haben einfach das Gefühl: „Heute geht es los, und um die und die Uhrzeit ist es da."

Wann rufe ich meine Hebamme an oder fahre in die Klinik?

Dies hängt natürlich immer von der individuellen Absprache mit Ihrer Hebamme ab oder der Entfernung zu Ihrer Wunschklinik. In der Regel können Frauen sich beim ersten Kind gut auf das Gefühl verlassen. Wenn Sie meinen, dass Sie gern eine Hebamme in Ihrer Nähe hätten, sollten Sie sich bei ihr melden. Dazu sollten zwar Geburtswehen vorliegen (s. S. 155), aber nur Sie können entscheiden, wann Sie eine Hebamme brauchen. Patentrezepte sind kaum jemals angebracht. Wenn Sie nach dem Badetest sicher sind, dass die Wehen stärker geworden sind, gehen Sie einfach nach Ihrem Gefühl.

Die alte Faustregel: „Zwei Stunden Wehen alle fünf Minuten, dann ist die Geburt in Gang gekommen" trifft nur auf einige Frauen zu. Es gibt Geburten, die dauern vier Stunden, andere 14 Stunden, da hilft diese Regel nicht weiter.

Frauen, die schon einmal geboren haben, sollten sich etwas früher melden, als sie meinen. Wenn sie das Gefühl haben, eine Hebamme zu brauchen, sind sie oft schon in der Übergangsphase, und die Hebamme schafft es dann nicht mehr rechtzeitig. Aber auch hier gibt es viele Variationen.

Sobald Sie ein ungutes Gefühl haben oder die Fruchtblase springt und das Fruchtwaser ist grün oder es treten regelstarke Blutungen ohne Schleim auf, sollten Sie sofort mit Ihrer Hebamme oder Klinik Kontakt aufnehmen.

Und wenn die Geburt mit einem Blasensprung beginnt?

Ca. 30 % aller Geburten beginnen mit einem Blasensprung. Das geschieht von selbst – kein Blasensprung kann durch eine falsche Bewegung provoziert werden.

Das Fruchtwasser ist wässrig und klar und enthält manchmal noch ein paar weiße Flocken, die Käseschmiere von der kindlichen Haut. Es riecht wie neugeborene Kinder und schmeckt salzig. Wenn die Blase springt und das Fruchtwasser mit einem Platsch oder auch tröpfchenweise herauskommt, brauchen Sie sich erst einmal nicht zu beunruhigen. Es kann sinnvoll sein, vier Wochen vor dem Termin ein beschichtetes Moltontuch in Ihr eigenes Bett zu legen und immer eine Vorlage (größere Binde) dabei zu haben. Falls Ihnen unterwegs die Blase springt, können Sie damit das Fruchtwasser auffangen.

Oft wird Frauen noch empfohlen, sich direkt nach einem Blasensprung hinzulegen, weil die Nabelschnur vorfallen und dem Kind somit die Versorgung abgeschnitten werden könnte. Diese Maßnahme ist sehr übertrieben. In der Regel dichtet gegen Ende der Schwangerschaft das Köpfchen so gut ab, dass nichts vorfallen kann. Aber auch wenn das Köpfchen noch nicht abdichtet, also noch nicht fest im Becken ist, passiert in der Regel nichts. Wenn die Fruchtblase springt, rutscht das Köpfchen dadurch meist etwas tiefer, sodass die Nabelschnur nicht mehr daran vorbeikommen kann. Die Nabelschnur rutscht eigentlich nur dann vor, wenn sie schon vorher vor oder neben dem Köpfchen liegt. Dies lässt sich vorher nicht feststellen und auch so gut wie gar nicht verhindern (s. S. 84).

Bei Frühchen oder Beckenendlagen kann die Nabelschnur eher mal runterrutschen, was aber meist nicht so dramatisch ist, da sie im Becken durch den weichen Hintern oder den kleinen Frühchenkopf nicht so stark komprimiert wird. Generell gilt: Fällt die Nabelschnur vor, so tut sie es in dem Moment, in dem die Blase springt. Und dann ist es bei einem reifen, großen Kind eigentlich egal, in welcher Position Sie sich befinden – Sie benötigen sofort geburtshilfliche Unterstützung.

Falls Sie selbst sich unsicher fühlen oder ein ungutes Gefühl haben, können Sie sich, bis Sie Unterstützung bekommen, mit geraden Oberschenkeln in die Knie-Ellenbogenlage, ähnlich dem Knieen auf allen Vieren (s. S. 115), begeben.

Der Nabelschnurvorfall ist sozusagen das Damoklesschwert der Geburtshilfe. Obgleich er extrem selten ist – eine Hebamme oder Ärztin erlebt ihn in ihrer gesamten Laufbahn vielleicht einmal. In der Regel haben die Kinder einen starken Lebenswillen und gefährden sich durch so eine Situation nicht selbst. Es wäre eine schlechte Konstruktion der Natur, wenn so etwas häufiger passieren würde. Ich selbst habe nur einen einzigen Nabelschnurvorfall erlebt – bei einer Frau, bei der unter der Geburt im

Liegen die Fruchtblase künstlich eröffnet wurde. Vielleicht war das eben viel zu früh?

Je mehr Sie nach einem Blasensprung herumlaufen, desto tiefer rutscht das Köpfchen ins Becken und desto eher werden durch den Druck auf den Muttermund Wehen ausgelöst. Wichtig ist, auch hierbei auf Ihr Gefühl zu vertrauen. Sinnvoll ist es, je nach Absprache, mit Ihrer Hebamme oder Wunschklinik Kontakt aufzunehmen.

Sollte man bei einem Blasensprung abwarten oder schnell einleiten?

Nach neuesten kontrollierten Untersuchungen (EBM) ist es sinnvoller, mit der Geburtseinleitung zu warten. Innerhalb von gut zwei Tagen nach dem Blasensprung beginnt die Geburt von selbst, ohne medikamentöse Einleitung. Die Untersuchungen ergaben, dass ohne Einleitung die Geburt zwar später anfängt, aber dafür durchschnittlich nur sechs Stunden (statt 15 Stunden!) dauert. Es werden meist weniger Schmerzmittel benötigt, und es kommt bei abwartender Haltung seltener zu einem Kaiserschnitt.

Wenn Sie sich zum Abwarten entschließen, bedenken Sie bitte, dass wegen der geöffneten Fruchtblase grundsätzlich eine Infektionsgefahr besteht. Achten Sie deshalb gut auf die Hygiene. Spülen Sie den Genitalbereich jedes Mal, wenn Sie auf der Toilette waren, mit einer Salzwasserlösung: z.B. ein Esslöffel Salz mit zwei Tropfen Lavendelöl in einem halben Liter Wasser. Messen Sie Ihre Körpertemperatur, verzichten Sie auf Sex und lassen Sie sich nicht mehr vaginal untersuchen. Herztöne hören reicht! All das bieten Ihnen einen guten Schutz vor aufsteigenden Infektionen. Ohne kräftige Geburtswehen verändert sich sowieso nichts am Muttermund, also ist eine Untersuchung auch überflüssig. Falls unter der Geburt eine Infektion auftreten sollte oder Sie eine bekannte Beta-Streptokokkeninfektion haben (s. S. 124), sollte eine Antibiotikainfusion verabreicht werden – sonst nicht.

Zur Geburtseinleitung können Sie alles anwenden, was auch bei einer Terminüberschreitung indiziert ist (s. S. 151), mit Ausnahme des Sex. Sehr häufig ist bei Blasensprung das homöopathische Mittel Caulophyllum C 30 hilfreich. Sie können fünf Kügelchen in einem Wasserglas auflösen und alle 15 Minuten einen Teelöffel davon einnehmen. Idealerweise benutzen Sie dazu einen Plastiklöffel und rühren das Wasser jedes Mal vor der Einnahme um.

In den meisten Kliniken wird 12 bis 24 Stunden nach einem Blasensprung die Geburt eingeleitet. Einige warten aber auch länger. Aber auch hier können Sie selbst entscheiden und die Verantwortung mittragen. Gehen Sie auch hier nach Ihrem Gefühl.

Machen Sie es sich bequem: Ihr Wochenbett

Eure Kinder sind nicht eure Kinder.
Sie sind die Söhne und Töchter der Sehnsucht des Lebens nach sich selber.
Sie kommen durch euch, aber nicht von euch.
Und obwohl sie mit euch sind, gehören sie euch doch nicht.
Ihr dürft ihnen eure Liebe geben, aber nicht eure Gedanken,
denn sie haben ihre eigenen Gedanken.
KHALIL GIBRAN

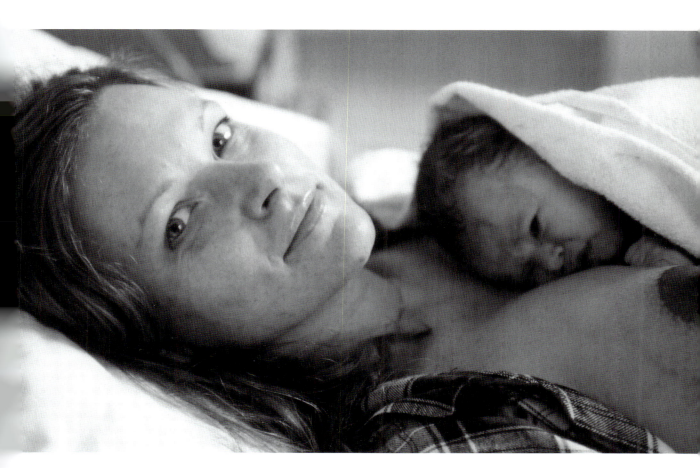

Was ist eigentlich das Wochenbett?

Das Wochenbett umfasst die ersten sechs bis acht Wochen nach der Geburt. Die ersten 10 bis 14 Tage werden als Frühwochenbett bezeichnet. In dieser Zeit finden große Umstellungsvorgänge statt. Durch Wegfall der Plazentahormone stellt der Körper sich nun auf die Versorgung des Kindes außerhalb des Mutterleibes ein. Sie beginnen zu stillen – zumindest stellt sich Ihr Körper darauf ein. Die Gebärmutter bildet sich zurück, und die Wundfläche, die durch die Plazentaablösung in der Gebärmutter entstanden ist, heilt, ebenso eine evtl. Dammverletzung oder Kaiserschnittwunde. Ca. vier bis sechs Wochen werden Sie den so genannten Wochenfluss haben, der blutig bis bräunlich-gelblich in dieser Zeit sein wird.

Der Beckenboden muss sich erholen und Ihr Körper ein bis drei Liter eingelagertes Wasser aus dem Blut und dem Gewebe durch Schwitzen ausschwemmen. Sie und Ihr Kind müssen sich kennen und verständigen lernen. Die Hormone und Gefühle sind in Wallung, wodurch Wöchnerinnen sehr empfindlich und stark zugleich sind. Die Findung der Familie im Wochenbett kann gut mit den Flitterwochen verglichen werden, und Sie können sich als Flitter-Wöchnerin fühlen und sich verwöhnen lassen!

Was ist „Bonding" und wann beginnt es?

Als Bonding bezeichnet man die Interaktion zwischen Mutter bzw. Eltern und Kind, das Sich-Kennenlernen durch Kontaktaufnahme und die Herausbildung der Mutter-Kind- bzw. Eltern-Kind-Beziehung und -Bindung. Es beginnt bereits in der Schwangerschaft.

Es ist ganz wichtig, dass in den ersten Stunden nach der Geburt diese Bindung nicht gestört wird. Jede Mutter sollte die Möglichkeit haben, ihr Kind nach der Geburt aktiv selbst aufzunehmen, und es nicht passiv auf den Bauch gelegt bekommen. Alle, die bei der Geburt anwesend sind, sollten Ruhe bewahren, damit Mutter und Kind nicht gestört werden. Durch den Hautkontakt mit seiner Mutter wird das Neugeborene gewärmt, und ihr Herzschlag und ihre Stimme geben ihm Sicherheit, sodass es sich besser auf sein Leben außerhalb der Gebärmutter einstellen kann.

Es gibt keinen medizinischen Grund, ein Neugeborenes, dem es gut geht, von seiner Mutter zu trennen. Eine Trennung für auch nur eine halbe Stunde löst mit Sicherheit große Verlustängste aus. Alle Untersuchungen können auch noch nach einer Stunde oder zwei Stunden gemacht werde. Das erste, achtsame Kennenlernen ist unendlich wichtig und kann nicht wiederholt werden. Jedes Kind hat ein Anrecht darauf, dass Hebammen und Ärzte sich zurückhalten und dieses Bonding nicht stören. Auch für die Väter sind diese intimen Stunden sehr wichtig!

161   Was sollte ich bereithalten?

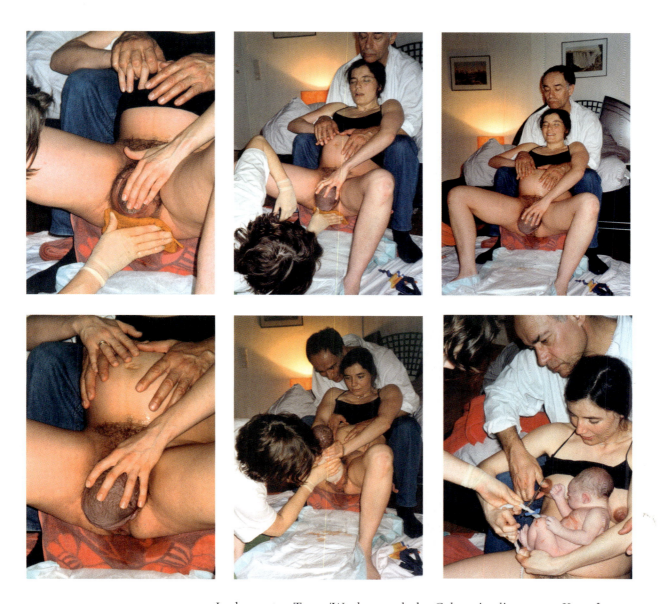

In den ersten Tagen/Wochen nach der Geburt ist dieser enge Kontakt ebenfalls von großer Bedeutung. So kann der kleine Mensch, geschützt und in Vertrauen eingehüllt, langsam auf der Erde ankommen und wachsen.

Was sollte ich für mich und mein Kind bereithalten?

Dies sind natürlich nur einige Vorbereitungsmöglichkeiten. Sie können von Ihrer Hebamme weitere, auf Sie und Ihre Vorstellungen abgestimmte Empfehlungen bekommen. Außerdem ist es ratsam, die Anwendungen mit Ihrer Hebamme im Vorfeld zu besprechen.

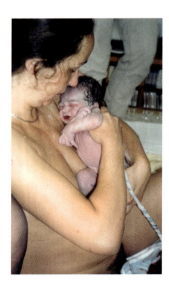

- Still-BH und -einlagen (z. B. Wolle-Seide-Einlagen)
- loser Traubenzucker (für die Brustwarzen oder das Baby bei Stillschwierigkeiten in abgekochtem Wasser)
- Magerquark oder Kohl (hilfreich beim Milcheinschuss)
- Rotlicht (bei wunden Brustwarzen oder Milchstau unter Anleitung; nicht in der Nähe von Kindern anwenden)
- Tee zum Milch-Anregen: Kümmel, Anis, Fenchel und Koriander
- Tee zum Milch-Reduzieren: Salbei
- Vlieswindeln und Einmalunterhosen oder größere Unterhosen
- Stillfreundliche Vorräte (Blähende Nahrungsmittel beachten)
- Anträge: Haushaltshilfe, Mutterschaftsgeld, Erziehungsgeld

- Babysachen (mindestens 10 Unterhemden, Jäckchen, Bodys, kleine Hosen, Strampler, Mützen, Socken)
- 10–20 Mullwindeln als Spucktücher
- Stoff- oder Plastikwindeln (ohne Babylotion)
- 2 Babydecken aus Naturfaser
- 1 Babyzudecke
- Schlaf- und Wickelplatz
- Kinderwagen und/oder Tragetuch
- Pflegemittel: Wasser und evtl. Olivenöl o. Ä.
- Babybadewanne oder Babyeimer können auch durch das Waschbecken ersetzt werden
- Ringelblumensalbe (bei wundem Po)
- Plastiklöffel (um evtl. abgekochtes Wasser zufüttern zu können)
- Schnuller oder Fläschchen sollten bei gestillten Kindern mindestens so lange gemieden werden, bis es mit dem Anlegen gut klappt, da es sonst zu einer Saugirritation kommen kann
- Wärmflasche
- Thermometer
- Kinderärztin für die U2 suchen (einige machen Hausbesuche)

Ambulante Geburt oder stationärer Klinikaufenthalt?

In der Regel kann eine Frau zwei bis vier Stunden nach der Geburt den Kreißsaal verlassen und nach Hause fahren. Möchte sie dies nicht, besteht die Möglichkeit, die ersten Wochenbetttage in der Klinik zu verbringen. Für eine ambulante Geburt sprechen die Ruhe und Ungestörtheit in der häuslichen Atmosphäre. Sie können schlafen, wann Sie wollen, und essen, wann und vor allem was Sie wollen. Sie benutzen Ihr eigenes Bad und Bett. Alles kann sich dem Mutter-Kind-Rhythmus anpassen. Das Kind wird nicht von ihm fremden Menschen betreut und keinen Klinikkeimen ausgesetzt. Sie können sich ganz auf Ihr Kind konzentrieren, und der Vater und evtl. Geschwisterkinder sind nicht ausgegrenzt. Das Bonding wird nicht gestört!

Das Wochenbett ist kein medizinischer Vorgang, es laufen ganz normale Körpervorgänge ab. Auf der anderen Seite ist es ein großes soziales Ereignis – eine Familie entsteht. Die dadurch bedingten Veränderungen dauern Monate. Auch in dieser Zeit sind Sie und Ihr Partner die Verantwortlichen für Ihr Handeln und Ihr Kind. Entgegen den Erwartungen führt die Klinikroutine und -hektik meist eher zur Störung in dieser Zeit. Zu Hause kann eine freiberufliche Hebamme Sie von Anfang an begleiten, stärken und beraten. Die meisten Umstellungsvorgänge verlaufen in der häuslichen Atmosphäre in der Regel stressfreier. Die Neugeborenen nehmen zu Hause meist gar nicht erst ab und entwickeln seltener eine behandlungsdürftige Neugeborenengelbsucht.

In den Niederlanden z. B. bezahlen die Krankenkassen einen Klinikaufenthalt für eine Wöchnerin nur bei auftretenden Komplikationen.

Sollten Sie einen Kaiserschnitt hinter sich oder viel Blut verloren haben oder sollte das Neugeborene in eine Kinderklinik verlegt werden müssen, ist eine ambulante Geburt natürlich nicht zu empfehlen. Einige Kliniken entlassen Frauen mit Kaiserschnitt nach zwei bis drei, andere erst nach acht bis zehn Tagen. Achten Sie in solch einem Fall darauf, dass das Kind immer bei Ihnen ist. Sie sind seine Mutter! Der Vater kommt bei einem Klinikaufenthalt leider meist zu kurz.

Liegen keine medizinischen Gründe vor, entscheidet auch hier Ihr ganz persönliches Sicherheitsgefühl über die Dauer Ihres Klinikaufenthaltes.

Was ist wichtig, damit das Wochenbett entspannt verlaufen kann?

Ruhe, Ruhe und noch einmal Ruhe!

Je besser die ersten zwei Wochen organisiert sind, desto unkomplizierter und entspannter ist der Verlauf für alle Beteiligten. Die gesamten Umstellungsvorgänge und das Bonding brauchen Ruhe und Zeit. Nach einer ambulanten Geburt haben gesetzlich versicherte Frauen in den ersten sechs Tagen nach der Geburt Anspruch auf eine Haushaltshilfe. Die Krankenkassen haben diese Leistung übernommen, um ein ungestörtes Wochenbett zu ermöglichen und Komplikationen vorzubeugen. Den Antrag können Sie sich bereits in der Schwangerschaft zuschicken lassen und sich einen Platz bei einem Familienpflegedienst sichern. Abzeichnen kann Ihre Hebamme den Antrag nach der Geburt.

Vorratseinkäufe sind ebenso sinnvoll wie das Einhalten von bestimmten minimalen Besuchszeiten, um die Ruhe nicht zu stören. Wenn jeder Besuch auch noch etwas Stillfreundliches zu essen mitbringt, ist dies eine zusätzliche Erleichterung. Sämtliche Anträge sollten schon in der Schwangerschaft organisiert worden sein (Mutterschaftsgeld, Erziehungsgeld). Bei unverheirateten Paaren empfiehlt es sich, vor der Geburt des Kindes beim Jugendamt eine Vaterschaftsanerkennung zu bewirken. Das spart hinterher viel Bürokratie und ist auch eine Absicherung des Kindes, falls der Mutter etwas zustößt (s. S. 40).

Der junge Vater hat unter anderem die Aufgabe, Besucher fernzuhalten. Es gibt Frauen, die schon während der Schwangerschaft alle Besucher, sogar die Großmütter, um einige Wochen Aufschub bitten und die Zeit des Wochenbetts dann nutzen, um das neue Familienmitglied in Ruhe kennen zu lernen und selbst ein Gefühl für die veränderte Familiengröße zu bekommen.

Beschäftigungen für die Geschwisterkinder zu organisieren, z.B. bei Spielkameraden, und den Anrufbeantworter neu zu besprechen, damit die frohe Botschaft nicht 20-mal am Tag verkündigt werden muss, schafft große Entlastung. Viele Frauen unterschätzen den dadurch verursachten Stress. Die ersten zehn bis vierzehn Tage sollte das Bett der Hauptaufenthaltsort für die Wöchnerin sein. Dort kann sie den Beckenboden entlasten und dem Körper nach der Geburtsarbeit Ruhe gönnen.

Leider ist unserer eher hektischen Zeit die Wochenbettkultur verloren gegangen, und viele Frauen verwechseln das Wochenbett mit einem Wochenmarathonlauf. Im Wochenbett ist weniger oft mehr!

Wie kann ich dem plötzlichen Kindstod vorbeugen?

Der plötzliche Kindstod ist immer noch unerklärt. Auch wenn die Ursache noch unklar ist, haben Untersuchungen doch herausgefunden, dass einige Faktoren zum plötzlichen Kindstod beitragen können. Diese Faktoren können Sie beeinflussen.

Das Allerwichtigste ist es, in der Schwangerschaft nicht aktiv oder passiv zu rauchen. Wenn Sie stillen, sollten Sie auch in der Stillzeit nicht rauchen. Das Kind selbst sollte grundsätzlich nicht dem Nikotinqualm ausgesetzt werden. Kinder aus rauchenden Familien sterben fünfmal häufiger am plötzlichen Kindstod.

Stillen ist ein sehr guter Schutz. Es wird eine Stilldauer von bis zu sechs Monaten empfohlen – nach Möglichkeit länger. Eine Stilldauer von 12 bis 18 Monaten ist, wenn es Mutter und Kind noch Spaß macht, absolut in Ordnung.

Das Kind sollte weder überhitzen noch auskühlen. Im Nacken des Kindes können Sie gut seine Temperatur fühlen. Sie sollte angenehm warm sein. Blaue Händchen und ein verschwitztes Köpfchen sprechen für eine nicht angemessene Temperatur.

Bei der empfohlenen Schlafposition erhitzen sich immer noch die Gemüter. Die offizielle Empfehlung für die Schlafposition ist derzeit die Rückenlage, weil das Kind dabei besser atmen kann und nicht so schnell überhitzt wird, wie wenn es auf einer Gesichtshälfte liegt. Sollte es spucken, kann es in der Regel den Kopf zur Seite drehen und atmet so das Erbrochene nicht ein. Gegen Bauchlage in Anwesenheit Erwachsener ist nichts einzuwenden. Da die Schlafposition etwas sehr Individuelles ist, sollten Sie beobachten, in welcher Position Ihr Kind am besten schläft. Es gibt Kinder, die können einfach nicht auf dem Rücken liegend schlafen.

Im ersten Lebensjahr sollte das Kind im mütterlichen oder elterlichen Schlafzimmer schlafen. In Gegenwart von Mutter und Vater kommt es seltener zum plötzlichen Kindstod. Vermutlich spielen die vertrauten Geräusche dabei eine Rolle. Was verständlich ist angesichts der Tatsache, dass das Kind neun Monate lang eng der Mutter verbunden war und keine Ruhe kennt.

Elektrosmog wie Computer, Handy o. Ä. werden ebenfalls als Ursache diskutiert, da sie die Hirnströme beeinflussen.

Wie werde ich mein Kind ernähren?

Muttermilch ist für Ihr Kind die beste Nahrung. Sie ist individuell auf dieses Kind abgestimmt und ist anfangs ein guter Immunschutz und eine optimale Allergieprophylaxe, da Fremdeiweiße vermieden werden. Stillen ist auch eine enge Verbindung zwischen Mutter und Kind. Wenn es erst einmal angelaufen ist, ist es meist auch sehr praktisch, da Sie alles, was Sie brauchen, immer in der idealen Temperatur dabei haben und keine Fläschchen auskochen müssen. Außerdem ist es kostengünstiger als die Babynahrung.

Sie können das Thema Stillen mit Ihrer Hebamme oder einer Stillberaterin besprechen. Wichtig ist zu wissen, dass so gut wie jede Frau stillen kann. Auch wenn Ihre Mutter oder Ihre Schwestern dies nicht konnten. Stillschwierigkeiten liegen meist an einer unzureichenden Stillberatung.

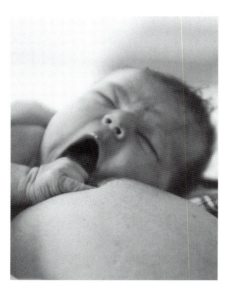
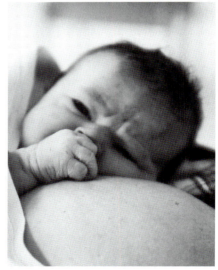

Lassen Sie sich möglichst bald beraten, wenn Sie Schwierigkeiten haben, dann sind diese meist schnell behoben.

Trotzdem sollten Sie natürlich auch gern stillen! Nach der Geburt so bald wie möglich anzulegen und die ersten zwei Wochen Geduld mit sich selbst und dem Kind zu haben ist wichtig, da Sie beide das Stillen auch lernen müssen.

Falls Sie nicht stillen wollen, könnten Sie Ihr Kind mit einer speziellen Ziegenmilch ernähren, die der Muttermilch ähnlicher ist als die handelsübliche Nahrung auf Kuhmilchbasis. Auch hierzu können Sie Beratung in Anspruch nehmen.

Kann ich mich auf das Stillen vorbereiten?

Wichtig ist zu überlegen, ob Sie stillen wollen und sich auch darauf freuen können. Das Lesen diverser Stillbücher ist keine Voraussetzung für optimales Stillen. Vielleicht haben Sie eine Freundin oder Verwandte, die gern gestillt hat und Ihnen davon erzählen kann.

Die Brust können Sie während der Schwangerschaft wie immer waschen. Besondere Maßnahmen sind grundsätzlich nicht zu empfehlen. Weder das Eincremen noch das Bürsten haben sich bewährt. Letzteres ist dazu noch sehr unangenehm. Die sich auf der Brustwarze befindenden Montgomery-Drüsen sorgen von allein dafür, dass die Brustwarzen „fit" werden für das Stillen. Alle anderen Maßnahmen stören sie bei ihrer Arbeit. Wenn Sie beim ersten Kind Stillschwierigkeiten hatten, besprechen Sie dies ruhig schon in der Schwangerschaft mit Ihrer Hebamme oder einer der Stillbeauftragten vom Hebammenverband, damit Sie nun eine positive Erfahrung machen. Stillen kann jede Frau – auch Sie!

Wann kann ich mit Beckenboden- und Rückbildungsgymnastik anfangen?

Mit Beckenbodengymnastik können Sie je nach Gefühl in den ersten Tagen nach der Geburt leicht beginnen. Dies ist natürlich auch abhängig davon, wie viel Beckenbodenarbeit Sie gewohnt sind. Frauen, die sich im Vorfeld viel mit ihrem Beckenboden beschäftigt haben, können meist schon viel früher trainieren. In den ersten Wochen sollten Sie fast ausschließlich Beckenbodentraining machen. Hierbei sind wieder die inneren Schichten wichtiger als die äußere (s. S. 15). Ein Rückbildungskurs mit Beckenbodenschwerpunkt ist nach ein bis vier Monaten sinnvoll. (Frühes Bauchmuskeltraining schädigt den Beckenboden.) Dies hängt davon ab, wie Sie Ihren Alltag gestalten können und sich Zeit nehmen können, die Übungen zu Hause fortzusetzen. Ansonsten ist ein Kurs nicht effektiv. Falls Sie es ganz versäumt haben sollten, scheuen Sie sich nicht, auch später noch einen zu belegen. Ein gutes Beckenbodentraining beugt u. a. Harninkontinenz, Gebärmuttersenkung und Rückenbeschwerden vor. Sorgen Sie gut für diese Ihre weibliche Basis.

Wann bin ich wieder richtig fit?

Der Volksmund sagt: „Neun Monate kommt das Kind – neun Monate geht es," und so ist es in der Regel auch. Die körperlichen Umstellungsvorgänge brauchen ihre Zeit. Immerhin hat Ihr Körper einen neuen fertigen Menschen hervorgebracht. Dies ist eine Hochleistung. Gönnen Sie sich die Zeit der Wandlung und beobachten Sie gespannt, zu welchen Veränderungen Ihr weiblicher Körper in der Lage ist. Zur Unterstützung sollten Sie (außer Schwimmen) Sport erst wieder aufnehmen, wenn Sie sich um Ihren Beckenboden gekümmert haben. Der Zeitpunkt hierfür ist dann auch wieder individuell.

Anhang

Standpunkte zur pränatalen Diagnostik vom Bund Deutscher Hebammen e. V.

Vorgeburtliche Diagnostik ist im Verlauf ihrer Entwicklung zur Routineuntersuchung in der Schwangerenvorsorge geworden. Wir Hebammen sind zunehmend mit den Konsequenzen dieser risikoorientierten Schwangerenvorsorge konfrontiert.

Wir beobachten, dass der lebendige Prozess der Schwangerschaft mit seinen körperlichen, seelischen und sozialen Anteilen immer mehr zu einem überwachungspflichtigen Produktionsprozess wird. Der medizinische Umgang mit dem sich entwickelnden Kind wird zur Qualitätskontrolle, die schwangeren Frauen die technische Machbarkeit von gesunden Kindern vortäuscht.

Wir meinen, pränatale Diagnostik mit dem Ziel der Selektion als abweichend diagnostizierter Ungeborener dient nicht der Vorsorge und nur sehr selten der Therapie kindlicher Erkrankungen. Wir wissen, dass es keine Therapie genetischer Abweichungen gibt und dass in der heutigen Praxis ein solcher Befund in der Regel zum Abbruch der Schwangerschaft führt. Wir nehmen die Entwicklung wahr, mit der Frauen durch immer mehr und immer früherer Diagnostik in große Verunsicherung gestürzt werden. Frauen fühlen sich unter Druck gesetzt, das Angebot der Diagnostik in Anspruch zu nehmen. Frauen befürchten, für die Geburt eines behinderten Kindes verantwortlich gemacht zu werden und „selbst schuld" zu sein.

Im Prozess der Diagnostik erleben Frauen emotionale und soziale Veränderungen, die ihre Schwangerschaft erheblich beeinträchtigen: ein „Schwangersein auf Probe", eine Störung der sich entwickelnden Mutter-Kind-Beziehung.

Hebammen begleiten seit Jahren die dunkelste Seite von pränataler Diagnostik, den Schwangerschaftsabbruch durch Geburtseinleitung. Am Ende der Kette der Diagnostik ohne Therapiemöglichkeit, die mit hohem Aufwand betrieben wird, erfahren wir einen unwürdigen, konzeptlosen Umgang mit betroffenen Frauen, Paaren und Kindern. Wir wissen um die Traumatisierung dieser Frauen, um die Auswirkungen der Traumata auf ihre Gesundheit, auf folgende Schwangerschaften und Geburten.

Wir erleben den seit 1995 verstärkt betriebenen Fetozid (intrauterine Tötung) des Kindes, das nicht lebend zur Welt kommen soll, als eine für uns unerträgliche Zuspitzung der ethischen Problematik pränataler Diagnostik. Das routinemäßige Angebot pränataler Diagnostik mit ihren selektiven Konsequenzen stellt für uns Hebammen das Lebensrecht von Menschen mit Behinderungen infrage. Wir sehen, dass es die Entwicklung einer „Eugenik von unten", die Selektion kranker und behinderter Menschen, fördert.

Wir verurteilen genetische Normierung und jede Ausgrenzung behinderter Menschen. Wir setzen uns für ein gleichberechtigtes Miteinander von Menschen mit und ohne Behinderung und für die Unterstützung betroffener Familien ein.

Angesichts dieser Entwicklung, deren gesellschaftliche Brisanz in der Öffentlichkeit kaum wahrgenommen wird, setzen wir uns ein für:

- den Beginn der längst fälligen, breiten Diskussion über das Welt- und Menschenbild der pränatalen Diagnostik. Die sozialpolitischen und menschlichen Konsequenzen sollen öffentlich thematisiert werden mit dem Ziel, pränatale Diagnostik als unreflektierte Routineuntersuchung rückgängig zu machen.
- die Herausnahme der pränatalen Diagnostik aus der üblichen Schwangerenvorsorge und die dafür notwendigen Veränderungen der Mutterschaftsrichtlinien.

In Bezug auf die derzeitige Praxis fordern wir:

- eine rechtzeitige und umfassende Aufklärung vor jeder pränataldiagnostischen Maßnahme (auch Ultraschalluntersuchungen), die der Suche nach Fehlbildungen dient.
- überprüfbare Standards für die Aufklärung, die den Hinweis auf unabhängige Beratungsangebote enthält und die mangelnde Therapiemöglichkeiten ebenso wie den Schwangerschaftsabbruch bei positivem Befund thematisiert.
- die Bereitstellung eines breiten psychosozialen Beratungs- und Unterstützungsangebots vor, während und nach pränataler Diagnostik.

- die Einhaltung einer angemessenen Frist zwischen der Mitteilung eines auffälligen Befundes und der Durchführung eines Schwangerschaftsabbruchs.
- die Befristung von Schwangerschaftsabbrüchen nach pränataler Diagnostik bis zur extrauterinen Lebensfähigkeit des Kindes (24. SSW pm) unter der Berücksichtigung besonderer Fälle, bei denen postnatal keine Überlebenschancen bestehen.
- die Ablehnung der intrauterinen Tötung Ungeborener (Fetozid) und unabdinglich zum Fetozid führender Maßnahmen wie z. B. Rivanol-Einleitungen.
- die professionelle medizinische und psychosoziale Betreuung jeder betroffenen Frau/jedes Paares – unabhängig von ihrer individuellen Entscheidung.
- die Fortbildung und Supervision für alle Berufsgruppen, die Frauen und ihre Partner mit indiziertem Spätabort/Geburtseinleitungen begleiten.
- die Einführung von Maßnahmen zur Qualitätssicherung im gesamten Arbeitsgebiet von pränataler Diagnostik (z. B. statistische Erfassung der Komplikationen nach Amniozentese, statistische Differenzierung der medizinisch indizierten Schwan-

gerschaftsabbrüche, die Initiierung von Forschungsvorhaben, die sich mit den Langzeitfolgen aller pränataldiagnostischen Maßnahmen beschäftigen).

Wir Hebammen wollen Frauen in der Auseinandersetzung mit pränataler Diagnostik bestärken, ihren eigenen Blick auf ihre Schwangerschaft, ihre Ethik, Haltungen und Gefühle ernst zu nehmen.

Wir ermutigen Frauen, sich von einer einseitig medizinisch-technischen Sichtweise des Lebensabschnittes der Schwangerschaft/Geburt abzugrenzen.

Wir wünschen uns, dass sich Frauen in die gesellschaftliche Diskussion um pränatale Diagnostik aktiv einmischen.

Bund Deutscher Hebammen e. V.

Mit freundlicher Genehmigung entnommen aus:
Pränatale Diagnostik – Eine Arbeitshilfe für Hebammen und alle, die Schwangere beraten, 1. Auflage 2000
Karlsruhe Hebammengemeinschaftshilfe
HGH-Schriftenreihe Nr. 9

Glossar

Abort	Fehlgeburt
Abruptio	Schwangerschaftsabbruch
Adstringierend	Zusammenziehend
Alvarezwellen	Schwangerschaftswehen
Amniotomie	Künstliche Eröffnung der Fruchtblase
Amnioskopie	Fruchtwasserspiegelung bei geöffnetem Muttermund mittels eines durch die Scheide eingeführten Röhrchens zur Beurteilung der Fruchtwasserfarbe
Amniozentese	Fruchtwasserpunktion
Anämie	Blutarmut
Anamnese	Krankengeschichte
Antihistaminikum	Mittel zur Verhinderung von Erbrechen
Antimykotisch	Pilz abtötend
AP	Austreibungsphase, Zeit von vollständiger Muttermundseröffnung bis zur Geburt des Kindes
BEL	Beckenendlage = Steißlage. Das ungeborene Kind liegt mit dem Po unten statt mit dem Kopf

Beta-Sympatho-mimetikum	Medikament, das eine Erschlaffung der glatten Muskulatur bewirkt (bei Wehen oder Asthma)
Bonding	Bindungsprozess zwischen Mutter bzw. Eltern und Kind
Braxton-Hicks-Kontraktionen	Schwangerschaftswehen
Cochrane Library	Datenbank, in der weltweit gesammelte kontrollierte Studien zu medizinischen Themen gesammelt werden
DEGUM	Deutsche Gesellschaft für Ultraschalldiagnostik, in der Medizin entwickelte dreistufige Diagnostik zur Feindiagnostik
Diabetes, manifester	Zuckerkrankheit, die bereits ohne eine Schwangerschaft existiert, meist in der Jugend beginnend
Dysplasie	Veränderte Zellen am Muttermund, aus denen sich Tumorzellen entwickeln können

Embryonalzeit	Die ersten 12 Schwangerschaftswochen
EP	Eröffnungsphase, Zeit vom Wehenbeginn bis zur vollständigen Muttermundseröffnung
EPH-Gestose	E(Ödeme)-P(Eiweißausscheidung)-H(Bluthochdruck)-Gestose (schwangerschaftsbedingte Erkrankung), veralteter Begriff für Präeklampsie
Epikrise	Abschlussuntersuchung 6 bis 8 Wochen nach der Geburt
ET	voraussichtlicher Entbindungstermin
Evidenz-basierte Medizin (EBM)	Internationale Wissenschaftsrichtung, die durch Überprüfung gegenwärtiger medizinischer Vorgehensweisen die medizinische Versorgung verbessern und Schaden sowie unnötige Kosten durch nicht fundierte Maßnahmen verhindern möchte
Fetalzeit	Zeitraum ab der 13. SSW bis zur Geburt des Kindes
Fetozid	Willentliche Tötung des Ungeborenen in der Gebärmutter nach der 12. SSW
Fundus	Oberer, von außen gut tastbarer Gebärmutterabschnitt
Fungizid	Pilz tötend
Geburtsmodus	Art der Geburt: Spontan oder durch eine Operation
Gravida	Schwangere, je nach Anzahl der Schwangerschaften 0, 1, 2 etc. Gravida
Gravidogramm	Aufzeichnung des Schwangerschaftsverlaufes
Hämorrhoiden	Krampfadern, die sich am After befinden
Hydrocephalus	so genannter „Wasserkopf"
Hypertonie	Hoher Blutdruck
Hypotonie	Niedriger Blutdruck
Informed choice	Informiertes Entscheiden: Initiative aus England. Durch Aufklärung der Frauen über Qualität medizinischer Maßnahmen sollen sie geburtshilfliche Entscheidungen mitbestimmen können.
Initiationsritus	Ritual, in dem z. B. Mädchen ins Frausein oder Frauen ins Muttersein begleitet werden
KHT	Kindliche Herztöne
Kolostrum	Vormilch
Konzeption	Empfängnis
Kompressionsstrümpfe	Stützstrümpfe, die von außen die Beinvenen zusammendrücken sollen, um den Blutrückfluss zu erleichtern
Linea fusca	Bräunlicher Pigmentstreifen auf der Mittellinie des Bauches
LU	Leibesumfang
Makrosomie	Hochwuchs, d. h. das Ungeborene ist zu groß und zu dick für die SSW
Mekonium	Kindspech (= der erste Stuhlgang des Kindes), kann das Fruchtwasser grün färben
Meridiane	Energiebahnen, die lt. chinesischem Medizinverständnis durch den Körper laufen und bei der Akupunktur und der Akupunktmassage stimuliert werden.
Microtransfusion	Minimaler Blutaustausch
Myom	gutartige Geschwulst am Muskelgewebe an oder in der Gebärmutter
Neonatologie	Neugeborenenmedizin
NP	Nachgeburtsphase, Zeit von der Geburt des Kindes bis zur Plazentageburt
Ödeme	Wassereinlagerungen
oGTT	oraler Glykose-Toleranztest, Test auf vorhandene Zuckerkrankheit ab der 24. SSW durch Trinken einer Zuckerlösung und Blutzuckerkontrollen
Pap-Abstrich	Entnahme von Zellen am Gebärmutterhals bei der Krebsfrüherkennungsuntersuchung
Para	Gebärende
Pathologie	Krankhafte Vorgänge
PDA	Periduralanästhesie („Rückenmarksspritze")
Perinatal	Zeitraum um die Geburt herum (ab Lebensfähigkeit des Kindes bis 7. Lebenstag)
pH	Potenz und Maß für Wasserstoffionenkonzentration (H), d. h. er zeigt saure, neutrale oder basische Reaktion einer Lösung an
Physiologie	Normale Lebensvorgänge
Plazenta	Mutterkuchen, der das Kind in der Schwangerschaft versorgt
Plazentainsuffizienz	Nicht ausreichend funktionierende Plazenta
Portio	Der in die Scheide hereinragende Teil des Gebärmutterhalses
Pränatal	Vor der Geburt

Pränataldiagnostik	Untersuchungsmethoden des Kindes vor der Geburt	Syndrom	Ansammlung mehrerer Symptome, die für ein bestimmtes Krankheitsbild stehen
Pruritus gravidarum	Starkes Hautjucken in der Schwangerschaft	Thrombose	Zustand, bei dem ein Blutgerinnsel ein venöses Blutgefäß verstopft hat
Resistenzen	Widerstandsfähigkeit von Krankheitskeimen gegen Antibiotika	Titer	Höhe der Antikörper, die gegen eine bestimmte Erkrankung gebildet wurden. Der Titer wird im Blut nachgewiesen.
Ruptur	Riss		
SFA	Symphysen-Fundusabstand. Das Messen des SFA dient der Beobachtung der zeitgerechten Entwicklung des Kindes.	Tokolyse	Wehenhemmende medikamentöse Therapie
SL	Schädellage = Kopflage des ungeborenen Kindes	Vaginal	Durch die Scheide
		Varikosis	Krampfadern = Aussackung der venösen Blutgefäße vorwiegend an den Beinen
Sekretion	Flüssigkeitsabsonderung aus Zellen, z. B. Vaginalsekret		
SSW	Schwangerschaftswoche	WHO	World Health Organisation, die Weltgesundheitsorganisation
Symphyse	Schambeinfuge		
		Zervix	Gebärmutterhals

Adressen

Kontaktadressen rund ums Kinderkriegen

Arbeitsgemeinschaft Freier Stillgruppen (AFS)
Rüngsdorfer Str. 17
53173 Bonn
Tel. 0228/3503871
Fax 0228/3503872
E-Mail: afs-stillgruppen
@t-online.de
www.stillen.org

Arbeitsgemeinschaft
Gestose-Frauen e. V.
Geldener Str. 45
47661 Issum
Tel. 02835/2628
www.arcos.de/gestose

Bund Deutscher
Hebammen e. V. (BDH)
Postfach 1724
76006 Karlsruhe
Tel. 0721/981890
Fax 0721/98189-20

E-Mail: info@
hebammenverband.de
www.bdh.de

Bund freiberuflicher Hebammen Deutschlands e. V.
Am Alten Nordkanal 9
41748 Viersen
Tel. 02162/352149
Fax 02162/358592
E-Mail: bfhd@
hebamme.de
www.bfhd.de

Bundesverband allein
erziehender Mütter und
Väter e. V. (VAMV)
Beethovenallee 7
53173 Bonn
Tel. 0228/352995
Fax 0228/358350
E-Mail: vamv-bundes-
verband@t-online.de
www.vamv.de

Bundesverband „Das
frühgeborene Kind" e. V.
Eva Vonderlin
Von-der-Tann-Str. 7
69126 Heidelberg
Tel. 0180/5875877

Cara e. V. Beratungsstelle
zur vorgeburtlichen
Diagnostik
Große Johannisstr. 110
28199 Bremen
Tel. 0421/591154
Fax 0421/5978495
E-Mail: cara-ev@
t-online.de

Cochrane Library
Update Software Ltd.,
Summertown Pavillon,
Middle Way,
Oxford OX2 7LG, England
www.update-software.com

Frauengesundheitszentren
Dachverband

Goethe-Allee 9
37073 Göttingen
Tel. 0551/484530

GEPS Deutschland e. V.
Bundesverband gemeinsame Elterninitiative plötzlicher Säuglingstod e. V.
Rheinstr. 26
30519 Hannover
Tel. / Fax 0511/8386202
E-Mail: Schlaud@
epi.mh-hannover.de
www.epi.mh-hannover.de
-schlaud

Initiative Regenbogen –
Glücklose Schwangerschaft e. V.
In der Schweiz 9
72636 Frickenhausen
Tel. 05565/1346
E-Mail: BV@initiative-
regenbogen.de
www.initiative-
regenbogen.de

LLL- La Leche Liga
Deutschland e. V.
Stillgruppen und
Stillberatung
Postfach 65 00 96
81214 München
Tel. und Fax 06851/2524
E-Mail: mail@
lalecheliga.de
www.lalecheliga.de

NAKOS – Nationale Kon-
takt- und Informations-
stelle zu Selbsthilfegruppen
Albrecht-Achilles-
Straße 65
10709 Berlin
Tel. 030/8914019
Fax 030/8934014
E-Mail: nakos@ gmx.de
www.nakos.de
*(Hier kann erfragt werden,
zu welchen sozialen oder
medizinischen Anliegen eine
Selbsthilfegruppe existiert.)*

Netzwerk gegen Selektion
durch Pränataldiagnostik
c/o Bundesverband für
Körper- und
Mehrfachbehinderte e. V.
Brehmstraße 5-7
40239 Düsseldorf
Tel.0211/640040
Fax 0211/ 6400420
E-Mail: BV-KM@
t-online.de
www.bvkm.de

Netzwerk zur Förderung
der Idee der Geburts-
häuser e. V.
Geschäftsstelle
Kaiser-Karl-Ring 25
53111 Bonn
Tel.0228/7218898
Fax 0228/7218895
www.geburtshaus.de

Schatten und Licht
Krise nach der Geburt e. V.
86368 Gersthofen
Tel. 0821/499606
www.schatten-und-licht.de

Sichtweisen e. V.
Hamburger Initiative für
unabhängige Beratung zu
Pränataler Diagnostik
c/o Silke Mittelstädt
Lauenburger Straße 19a
22049 Hamburg
Tel. 040/688490

Stillbeauftrage des
Hebammenverbandes
*(zu erfragen über Bund
Deutscher Hebammen,
s. S. 171)*

Verwaiste Eltern e. V.
Esplanade 15
20354 Hamburg
Tel. 040/3550567-44
Fax 040/35718767

Wildwasser e. V.
Beratungsstelle gegen sexu-
ellen Missbrauch
Kaiserstraße 19
26122 Oldenburg
Tel. 0441/16656
Fax 0441/2589553

**Empfängnisverhütung,
Beckenbodenarbeit**

Cantienica Ltd.
Dufourstr. 106
CH-8008 Zürich
Tel. 0041/1/388 72 72
Fax 0041/1/388 7288
E-Mail: infotiger@
cantienica.com
www.cantienica.com

*(Hier erfahren Sie Adressen
von Cantienica®-Becken-
bodentrainerinnen im ge-
samten deutschsprachigen
Raum.)*

FFGZ Feministisches
Frauen Gesundheits-
zentrum e. V.
Bamberger Straße 51
10777 Berlin
Tel. 030/2139597
Fax 030/2141927
E-Mail: ffgzberlin@
snafu.de
www.snafu.de/-ffgzberlin

Gesellschaft für Inkonti-
nenzhilfe e. V.
Friedrich-Ebert-Straße 124
34119 Kassel
Tel. 0561/780604
Fax 0561/776770
E-Mail:GIH-Kassel@
t-online.de
www.gih.de

Pro Familia – Deutsche
Gesellschaft für Familien-
planung, Sexualpädagogik
und Sexualberatung e. V.
Stresemannallee 3
60596 Frankfurt/Main
Tel.069/639002
Fax 069/639852
E-Mail: PROFAMILIA.
INFO@t-online.de

**Verschiedene
Therapierichtungen**

*Hier erfahren Sie Adressen
von TherapeutInnen oder
Kliniken in Ihrer Nähe.*

Akupunktmassage nach
Penzel e. V.
Willy-Penzel-Platz 1-8
37619 Heyen
Tel. 05533/97370
Fax 05533/973767
E-Mail: info@
apm-penzel.de
www.apm-penzel.de

Lachesis e. V.
Berufsverband für
Heilpraktikerinnen
Renate Lodka
Forellensteig 4
14542 Werder/Havel
Tel. 03327/668480
Fax 033277668490
E-Mail: info@lachesis.de

Psychotherapie-Informa-
tionsdienst des BDP
Heilsbacher-Straße 22-24
53123 Bonn
Tel. 0228/98731-0
Fax 0228/98731-70
E-Mail: info@
bdp-verband.org
www.bdp-verband.org

Verband der Craniosacral-
therapeutInnen
Dr. Eisenmann-Straße 5
85305 Jetzendorf
Tel.08137/92679
Fax 08137/92059

Verband klassischer
Homöopathen Deutsch-
lands e. V.
Monika Kindt
Wagnerstraße 20
89077 Ulm
Tel. 0731/9314040
Fax 0731/9314041
E-Mail: vkhd.ev@
t-online.de
www.vkhd.de

Bezugsadressen

Kostenlose Broschüren:
- *Mutterschutzgesetz*
- *Erziehungsgeldgesetz*
- *Die Rechte der Kinder von logo einfach erklärt*
- *Staatliche Hilfen*
- *Studieren mit Kind*

Bundesministerium für Familie, Senioren, Frauen und Jugend
Postfach 201551
53145 Bonn
Tel. 0180/5329329
E-Mail: broschuerenstelle @bmfsfj.bund.de
www.bmfsfj.de

Kostenlose Broschüren:
- *Reproduktionsmedizin-Gentechnik (einschl. Pränataldiagnostik)*
- *Sicherheitsfibel-Ratgeber für Eltern zur Verhütung von Kinderunfällen (einschl. Vergiftungs-zentralen)*
- *Sichergehen – Verhütung für Sie und Ihn*
- *Unter anderen Umständen – Mutter wer-den in dieser Gesellschaft*

Bundeszentrale für gesundheitliche Auf-klärung (BzgA)
Ostmerheimer Str. 220
511091 Köln
Tel. 0221/89920
E-Mail: info@bzga.de

Broschüre:
- *Sichtwechsel (Texte und Erfahrungsberichte zur Pränataldiagnostik)*

Netzwerk gegen Selektion durch Pränataldiagnostik, s. S. 172

Primavera-Öle + Aromaöl-mischungen Stadelmann
Bahnhof Apotheke Kemp-ten, Dietmar Wolz
Bahnhofstr. 12
87435 Kempten
Tel.0831/5226611
Fax 0831/5226626
auch in Naturläden

Ölmischungen u. a.
Weleda AG
Heilmittelbetriebe
Postfach 1320
73503 Schwäbisch Gmünd
Tel.07171/9190
Fax 07171/919362
auch in Apotheken und Naturläden

Salicornia Jod-Pulver, Ziegenmilchsäuglings-nahrung etc.
Blauer Planet
Kirchweg 22
34346 Hedemünden
Tel.05545/1828
Fax 05545/318
E-Mail:blauer.planet@ t-online.de

Seidenpuder von Dr. Hauschka u. a.
Naturproduktehaus Feige
Altenkirchener Straße 27
53567 Asbach
Tel. 02683/967171 oder -72
Fax 02683/967173
E-Mail: faige@ onlinehome.de

Wala-Heilmittel
73085 Eckwälden/Bad Boll
Tel. 07164/9300
Fax 07164/930297
auch in Apotheken und Naturläden

Adressen in Österreich

Bundesministerium für Arbeit, Gesundheit und Soziales
Stubenring 1
1010 Wien
Tel. 01/711006127

Hebammenzentrum
Lazarettgasse 6/2/1
1090 Wien
Tel. 01/4088022

Geburtshaus Nussdorf
Heiligenstädter Straße 217
1190 Wien
Tel. 01/37049370
Fax 01/370622281

Österreichisches Heb-ammengremium
Postfach 584
1061 Wien
Tel. und Fax 01/5971404
E-Mail: oehg@ hebammen.at
www.hebammen.at

Regenbogen – Glücklose Schwangerschaft e. V.
c/o Elisabeth Widensky
Canisiusgasse 17/19
1090 Wien
Tel. 01/3191923
E-Mail: e.widensky@ gmx.at

Verein der Still- und Laktationsberaterinnen Österreichs (VSLÖ)
Lindenstr. 20
2362 Biedermannsdorf
Tel. / Fax 02236/72336
E-Mail: e.kern@ t-online.de

Adressen in der Schweiz

Bundesanstalt für Gesundheit
3003 Bern
Tel. 031/3222111

Schweizer Hebammen-verband
Flurstraße 26
3000 Bern 22
Tel. 031/3326340
Fax 031/3327619
E-Mail: hebammen@ bluewin.ch

Regenbogen Initiative Schweiz
Krähenbergstr. 13
2543 Lengau
Tel. 032/6521181
Fax 032/6522244
E-Mail: roman.maire@ besonet.ch

Pro Familia Schweiz
Laupenstraße 45
3001 Bern
Tel. 031/3819130
Fax 031/3819131

Berufsverband Schweizeri-scher Stillberaterinnen
Postfach 686
3000 Bern 25
Tel. 041/6710173
Fax 041/6710171
E-Mail: office@stillen.ch
www.stillen.ch

Literatur

Janet Balaskas: Aktive Geburt. Kösel Verlag 1993

Janet Balaskas, Yehudi Gordon: Schwangerschaft und Geburt, Trias Verlag 2001

M. O. Bruker: Biologischer Ratgeber für Mutter und Kind, Emu Verlag 1999

Bund Deutscher Hebammen e. V.: Betreuung der normalen Geburt, Übersetzung der WHO-Empfehlungen, gefördert von der BzgA 2001

Benita Cantieni: Tiger Feeling – Das sinnliche Beckenbodentraining, Verlag Gesundheit 1998

Caroline Eliacheff: Das Kind, das eine Katze sein wollte. Psychoanalytische Arbeit mit Säuglingen und Kleinkindern, Antje Kunstmann Verlag 1994

Anja Erfmann: Auswirkungen sexueller Gewalt auf Schwangerschaft und Geburt, zu beziehen über Notruf und Beratung für vergewaltigte Mädchen und Frauen, Knooper Weg 32, 24103 Kiel

Murray W. Enkin u. a.: Effektive Betreuung während Schwangerschaft und Geburt, Ullstein Verlag 1998

Cornelia Enning: Erlebnis Wassergeburt, vgs 1995

Mauri Fries: Unser Baby schreit Tag und Nacht, Ernst Reinhardt Verlag 2002

Gen-ethisches Netzwerk, Gabriele Pichlhofer: Grenzverschiebungen – politische und ethische Aspekte der Fortpflanzungsmedizin, Mabuse Verlag 1999

Wolfgang Goebel, Michaela Glöckler: Kindersprechstunde, Urachhaus Verlag 1994

Friedrich Graf: Ganzheitliches Wohlbefinden – Homöopathie für Frauen, Herder Verlag 1994

Helga Häsing, Ludwig Janus: Ungewollte Kinder, Rowohlt Verlag 1994

Gerald Hüther: Die Evolution der Liebe, Verlag Vandenhoeck & Ruprecht, 2. Aufl. 2001

Gerald Hüther, K. Gebauer: Kinder brauchen Wurzeln, Walter Verlag 2001

Judith Lewis Herman: Die Narben der Gewalt – Traumatische Erfahrungen verstehen und überwinden, München 1991

Ludwig Janus: Wie die Seele entsteht, Mattes Verlag 1997

Susanne Kitchenham-Pec, Annette Bopp: Beckenboden-Training, Trias Verlag 1998

Sheila Kitzinger: Geburt ist Frauensache, Kösel Verlag 1993

Frederick Leboyer: Geburt ohne Gewalt, Kösel Verlag 1981

Jean Liedloff: Auf der Suche nach dem verlorenen Glück, Beck Verlag 1992

Hannah Lothrop: Das Stillbuch, Kösel Verlag 1992

Hannah Lothrop: Gute Hoffnung – Jähes Ende, Kösel Verlag 1992

Gottfried Lutz, Barbara Künzel-Riebel: Nur ein Hauch von Leben, Kaufmann Verlag 1988

Marina Marcovich: Frühgeborene, Fischer Verlag 2001

Bart Maris (Hrsg): Die Schöpfung verbessern?, Urachhaus Verlag 1997

Anne McIntyre: Frauen Handbuch Heilkräuter, BLV 1996

Maria Montessori: Kinder sind anders, dtv 1999

Michel Odent: Die sanfte Geburt, Kösel Verlag 1979

Michel Odent: Geburt und Stillen, Beck Verlag 1994

Emmi Pikler: Friedliche Babys – zufriedene Mütter, Herder Verlag 1992

Jirina Prekop, Christel Schweizer: Kinder sind Gäste, die nach dem Weg fragen, Kösel Verlag 1990

Schaefer, Christoph, Horst Spielmann: Arzneiverordnung in Schwangerschaft und Stillzeit, 6. Aufl., Urban & Fischer 2001

Hildegard Schneider, Rita Steininger: Akupunktmassage nach Penzel, Irisiana Verlag 2001

Eva Schindele: Schwangerschaft. Zwischen guter Hoffnung und medizinischem Risiko, Rasch und Röhring Verlag 1995

Barbara Sichtermann: Leben mit einem Neugeborenen, Fischer Tb Verlag 1992

Jean Sutton, Pauline Scott: Die Optimierung der Kindslage, Hippokrates Verlag 2001

Ingeborg Stadelmann: Die Hebammensprechstunde, 12. Auflage, Eigenverlag 2002

Thomas Verny, John Kelly: Das Seelenleben des Ungeborenen, Ullstein Verlag 1993

Register

A

Abführmittel 43
Abschlussuntersuchung 68
Aerobic 16
AFP 88
Akupunktmassage 133
Akupunktur 133
Alkohol 18
Allein erziehend 40
Amalgam 40
Ambulante Geburt 162
Amnioskopie 150
Amniotomie 153
Amniozentese 87
Anämie 43, 78
Anamnese 70
Angst 61
Anschnallpflicht 24
Antibiotika 17, 124
Anti-D-Prophylaxe 75
Antikörper-Suchtest 65
Aromatherapie 135
Asthma 17
Augentropfen 126
Äußere Wendung 115
Autofahren 23

B

Bachblüten-Notfalltropfen 17
Bauchmuskulatur 16
Bauchnabelempfindlichkeit 43
Bauchtanz 135
Becken 15, 23, 45
Beckenboden 15, 28, 47, 49, 129, 166
Beckenendlage 113
Behindertes Kind 61, 91
Beleghebamme 139
Beratung 34, 91
Beta-Streptokokken 124
Beziehungsprobleme 25
BH 24
Blähungen 54
Blasensprung 157
Blutarmut 43, 78
Blutgruppe 65
Blutuntersuchungen 65–67
Blutdruck 109
Blutungen 108
Bonding 62, 100, 160, 163
Brust 14, 166

C

Cerclage 99
Chlamydien 66
Chorionzottenbiopsie 87
CTG 56, 80, 149

D

Dammmassage 103, 128
Dammschnitt 103, 130
Dammverletzung 130
Depressionen 61
Diabetes 17, 172
Down-Syndrom 90
Drogen 19

E

Einwilligung 146
Eisen 43, 78
Ektopie 109
Elternzeit 39
Embryonalzeit 58
Epilepsie 17
Ernährung 18
Errechneter Termin 11, 70
Erziehungsgeld 39, 40
Evidenzbasierte Medizin
    (EBM) 31, 83

F

Fehlbildungen 86–92
Fehlgeburt 94
Fetozid 91
Fleisch, rohes 18
Fliegen 24
Flüssigkeitsaufnahme 14, 15, 17, 18,
    44, 45, 47, 53
Folsäure 20, 78
Fruchtwasser 58, 157
Frühgeburt 76, 96

G

Gebärpositionen 146, 147
Geburtsbegleitung 36
Geburtseinleitung 151
Geburtsgewicht 59
Geburtshaus 137
Geburtshilfe 35
Geburtsort 135–137
Geburtstermin 70
Geburtstrauma 103

Geburtsvorbereitung 35, 135, 143
Geburtswehen 144, 151, 155
Gefühlsschwankungen 13, 61, 160
Geschwisterkinder 27
Gestationsdiabetes 122
Gonorrhoe 126
Großeltern 26
Gymnastik 135

H

Hämorrhoiden 46
Haptonomie 115
Harnwegsinfektionen 44
Hausgeburt 137
Hausgeburtsvorbereitung 140
Haushaltshilfe 15, 163
Haustiere 28
Hautveränderungen 22, 44
Hebammenhilfe 34, 38
Hebammenvorsorge 32, 36
HELLP-Syndrom 111
Hepatitis 67
Herpes genitalis 125
HIV 125
Homöopathie 133
Hormonveränderungen 13, 42

I

Ileosacralgelenke 45, 50
Impfen 17
Indische Brücke 114
Infektion 124–126
Ischiasbeschwerden 45

J

Jod 21, 80

K

Kaffee 18
Kaiserschnitt 103, 104, 117
Kängurun 100
Kindliche Entwicklung 59
Kindsbewegungen 59, 143, 149
Kleidung 23
Klinikgeburt 137
Kliniktasche 142
Knie-Ellenbogen-Lage 114
Kolostrum 14
Kompressionsstrümpfe 46
Konisation 121

Kopfschmerzen 17
Körpergewicht 19
Körperpflegemittel 22, 44
Krampfadern 23, 46
Krankengymnastik 50
Krankenversicherung 36
Krebsfrüherkennung 121
Kreuzbeinbeschwerden 45
Kurzarmigkeit 47

L
Leibesumfang 32
Lues-Such-Reaktion (LSR) 66

M
Magnesium 21, 53, 54, 79, 98
Makrosomie 119
Medikamente 16, 77
Milchsäurebakterien 42, 76
Moxa/Moxibustion 114
Müdigkeit 48
Mutterbandbeschwerden 23
Mutter-Kind-Bindung 30, 62, 100, 160, 163
Muttermilch 160
Mutterpass 33, 65
Mutterschaftsgeld 39
Mutterschaftsrichtlinien 30, 32, 81
Mutterschutzgesetz 38
Mutterschutzfristen 39

N
Nabelschnurpunktion 88
Nabelschnurumschlingung 84
Nabelschnurvorfall 84, 157
Nackenfaltenmessung 86

O
Ödeme 55
Orgasmus 25
Oxytocin 26, 144, 153

P
Pap-Abstrich 119
Partner 25, 43, 138, 134, 172
Partusisten 99
PDA 145
Perinatalstatistik 33
Pessar 99
Pflanzenheilkunde 132
Plazenta 58, 78, 111

Plazentahormone 150
Plazenta praevia 120
Plötzlicher Kindstod 19, 164
Präeklampsie 111
Pränataldiagnostik 33, 86–89
Pränatalpsychologie 60
Prostaglandine 151–152
Pruritus gravidarum 45

R
Rauchen 19, 164
Reiten 15
Rhesusfaktor 65, 75
Risikokatalog 70
Risikoschwanger 108
Rizinusöl 151–152
Rohmilch 18
Röntgen 17
Röteln 66
Rückbildungsgymnastik 35
Rückenschmerzen 49
Rufbereitschaftspauschale 36

S
Saugglocken-, Zangengeburt 136
Säuglingsernährung 165
Sauna 15
Scheiden-pH 76
Schilddrüsenprobleme 80, 170
Schlaf 14
Schleimpfropf 155
Schmerzmittel 16, 145
Schuhe 23
Schwangerschaftsbeschwerden 41–52
Schwangerschaftsstreifen 22
Schwangerschaftswehen 55, 79, 155
Schwimmen 135
Schwitzen 23, 54
Seelenleben 61
Senkungsbeschwerden 49
Senkwehen 155
Sex-Spielzeug 26
Sexualität 25, 43
Sexualisierte Übergriffe 105
Silbernitratlösung 126
Sitzbad 129
Sodbrennen 50
Sport 15
Stillen 14, 100, 160, 165, 166
Symphysen-Fundus-Abstand 32
Symphysenlockerung 50

T
Tee, schwarz /grün 18
Thrombose 104
Tokolyse 99
Totgeburt 54, 100
Toxoplasmose 126
Tragesitz 143
Triple-Test 88

U
Übelkeit 51
Ultraschall 33, 62, 82, 86, 88, 119, 123

V
Vaginalabstrich 76, 99
Vaginalausfluss 42
Vaginale Untersuchung 75, 123
Vaginalinfektionen 16
Vaginalpilz 52
Vaterschaftsanerkennung 40
Verdauungsbeschwerden 53
Vergewaltigung 105
Verlustängste 160
Vitamine 20, 21, 80
Vormilch 14
Vorsorgeuntersuchungen 30–34, 73
Vorzeitige Wehen 76, 97, 123

W
Wadenkrämpfe 54
Wasserarbeit 135
Wassereinlagerungen 55
Wassergeburt 147
Wehen fördernde Maßnahmen 151–153
Wehenhemmung 99
Wehentätigkeit 56, 99, 122, 155
WHO 82, 136
Wochenbett 23, 35, 160, 161

Y
Yoga 135

Z
Zahnfleischbluten 16
Zeichnungsblutung 156
Zwillinge 118
Zyklus 70